筋膜灸疗学

孙国杰　严洁　主审

常小荣　王军　主编

中国健康传媒集团

中国医药科技出版社

内 容 提 要

筋膜灸疗学是将筋膜学理论与中医灸疗法相结合的一门学科。本书旨在系统阐述其发生、发展过程，以及诊查、技法、治疗等相应技术与知识，并结合图片、微视频等直观展示方法，全方位教授读者筋膜灸疗法的操作要点。本书是一部中医适宜技术推广用书，可作为专业技术知识的指导用书，也可作为大众科普读物，为基层医生和读者提供防病及保健方面的适宜技术支持。

图书在版编目（CIP）数据

筋膜灸疗学 / 常小荣，王军主编 . —北京：中国医药科技出版社，2022.3
ISBN 978-7-5214-3048-6

Ⅰ . ①筋⋯ Ⅱ . ①常⋯ ②王⋯ Ⅲ . ①筋膜—灸法 Ⅳ . ① R245.8

中国版本图书馆 CIP 数据核字（2022）第 017841 号

本书视频音像电子出版物专用书号：

美术编辑　陈君杞
版式设计　也　在

出版　**中国健康传媒集团** | 中国医药科技出版社
地址　北京市海淀区文慧园北路甲 22 号
邮编　100082
电话　发行：010-62227427　邮购：010-62236938
网址　www.cmstp.com
规格　710×1000mm $^1/_{16}$
印张　10 $^3/_4$
字数　211 千字
版次　2022 年 3 月第 1 版
印次　2022 年 11 月第 2 次印刷
印刷　三河市万龙印装有限公司
经销　全国各地新华书店
书号　ISBN 978-7-5214-3048-6
定价　**60.00 元**

获取新书信息、投稿、为图书纠错，请扫码联系我们。

本书编委会

前　言

　　本书以筋膜学以及中医针灸学理论为基础，系统阐述了筋膜灸疗学的产生、发展及其诊查、技法、治疗等相应技术与知识。本书旨在指导中医、针灸从业者及爱好者、推拿从业者、筋膜学理论爱好者以及相关基层临床医务工作者，通过选择适宜的灸疗技术，利用筋膜学理论的指导，对临床的相关常见疾病进行诊疗，以达到解除病痛的作用。本书主要以文字论述结合相应图片、微视频等方法，全方位教授读者此项技术。

　　本书共分为基础理论篇、诊治技法篇和临床诊疗篇三部分。基础理论篇主要介绍筋膜学、灸疗学的相关概论以及筋膜学与中医学的关系；诊治技法篇主要介绍筋膜灸疗学的诊察以及操作技法；临床诊疗篇即为各病种的具体治疗方法。本书既可作为相关专业技术知识的指导用书，也可以作为大众保健的科普读物，还可以响应当前基层卫生院、乡村诊所，开展中医适宜技术推广的要求，为基层医生提供防病及保健方面的适宜技术支持。

　　限于编者的水平，不足之处敬请读者指正，以便修订提高。

编委会

2022 年 1 月

基础理论篇

诊治技法篇

临床诊疗篇

基础理论篇

第一章　筋膜学概述

第一节　筋膜的概述

关于筋膜的定义和分类，国内外各种教科书的描述和定义比较复杂，概括来说有狭义和广义之分。

一、狭义的筋膜

狭义的筋膜包括浅筋膜和深筋膜。浅筋膜又称皮下筋膜，位于真皮下，即组织学上的皮下组织，包被全身各处，大部分由富含脂肪组织的疏松结缔组织构成。部位不同，脂肪组织的多少也存在差异，如下腹部和会阴处的浅筋膜分两层，浅层脂肪组织多，深层则含较多的纤维组织。浅筋膜内分布有丰富的神经末梢、皮神经、浅动脉、皮下静脉、毛细血管和淋巴管等。深筋膜又称固有筋膜，由致密结缔组织构成，含脂肪组织较少，位于浅筋膜深面，包被体壁、四肢的肌组织、血管和神经等。

二、广义的筋膜

广义的筋膜可以理解为组织学意义上的结缔组织，形态较狭义的筋膜更多样化，分布更为广泛，包括固有结缔组织和特殊结缔组织两大类。固有结缔组织包括疏松结缔组织、致密结缔组织、脂肪组织和网状组织。特殊结缔组织包括骨组织、软骨组织、血液及淋巴等。一般所说的（狭义）结缔组织主要指疏松和致密结缔组织。结缔组织在全身无处不在，而且参与了人体器官的所有内在结构的构成。这些结缔组织细胞具有共同的胚胎发生来源，都来自于胚胎时期的间充质细胞。固有结缔组织除分布于狭义的浅筋膜处外，尚存在于以下结构中。①基膜：上皮细胞基底膜与其下方的结缔组织之间形成的薄膜状结构，在 HE 染色切片上呈粉红色线状，嗜银染色呈黑色。基膜在电镜下由基板和网板构成。基板由上皮细胞分泌形成，化学成分主要为层粘连蛋白、Ⅳ型胶原蛋白和硫酸肝素蛋白多糖等；网板由结缔组织内的成纤维细胞分泌形成，主要为网状纤维和基质，含少量胶原纤维。基膜为半透膜，上皮组织通过该半透膜从结缔组织汲取营养，此外尚具有支持、连接、固着作用，还能引导上皮细胞移动和影响细胞的增殖和分化。②位于肌组织的结缔组织：肌外膜、肌束膜和肌内膜，分别包绕在肌组织外、肌纤维束外和每条肌纤维周围。③位于神经处的结缔组织：神经外膜、神经束膜和神经内膜，分别包绕在神经外、神经纤维束外和每条神经纤维周围。④肌腱、腱鞘和韧带：为规则致密结缔组织，由大量平行排列的胶原纤维束构成，其间分布着腱细胞。⑤关节囊 / 滑膜囊：为封闭的结缔组织囊，壁薄，分内外两层。内层疏松，为滑膜，含滑膜细胞，分泌透明质酸和黏蛋白，与水分一起构成滑液；外层由致密结缔组织构成。⑥参与器官结构：循环系统器官（中空性器官）如心脏、血管、淋巴管的内皮下层、肌层间和外膜；消化道、泌尿道、生殖道（中空性器官）的黏膜固有层、黏膜下层、肌层间和外膜。实质性器官包括肝、胰、脾、胸腺、淋巴结、睾丸、卵巢、肾等，参与构成其表面的纤维囊、脂肪囊、深筋膜以及被膜、小梁或间隔、网状组织等，尚包括了各种体腔，如腹膜腔、胸膜腔、心包腔等。⑦真皮：为不规则的致密结缔组织。⑧其他：除神经元外的神经胶质、神经胶质细胞以及包绕在神经纤维外的神经膜、髓鞘等均属于筋膜的范畴，其对神经元的营养、支持、保护、再生修复等有着重要的作用。

第二节　筋膜的结构与功能

一、筋膜的组织学结构

富含脂肪的疏松结缔组织（称筋膜）由细胞和细胞间质构成。疏松结缔组织的细胞成分少而细胞间质成分多，故细胞排列稀疏。结缔组织的若干特征主要取决于由结缔组织细胞产生的细胞间质的特点。细胞间质包括无定形的基质和纤维。细胞分散于细胞间质内，细胞间质富含血管、淋巴管和神经。

1. 筋膜内的细胞

筋膜内的细胞主要包括该组织固有的细胞和从其他组织迁移来的游走性细胞。前者包括成纤维细胞、脂肪细胞和未分化的间充质细胞等；后者包括巨噬细胞、肥大细胞、中性粒细胞、嗜酸性粒细胞和淋巴细胞等。未分化的间充质细胞为筋膜的干细胞，特定情况下可分裂、分化，形成筋膜组织。筋膜内的细胞分散存在于细胞外基质内，它们的功能必须借助细胞外基质来传递信息。

2. 细胞外基质

细胞外基质即细胞间质，是指由细胞分泌，位于细胞周围，为组织、器官甚至整个机体的完整性提供力学支持和物理强度，并对细胞的黏附、迁移、增殖、分化等活动以及胚胎发生等产生影响的物质，是细胞社会属性的体现。在显微镜水平上，细胞外基质包括纤维和无定形基质，前者包括胶原纤维、弹性纤维和网状纤维，后者则包括酸性糖胺聚糖、透明质酸、蛋白多糖和水等。另外，在筋膜组织中分布着密密麻麻的毛细血管和感觉、运动装置，如触觉小体、环层小体、肌梭、运动终板等神经末梢，这对筋膜组织的调节功能有至关重要的作用。

3. 纤维

结缔组织间质中分布的纤维有胶原纤维、弹力纤维和网状纤维，本质上都是成纤维细胞分泌的纤维蛋白原在间质中交联形成的不同表现方式。在筋膜中胶原纤维数量最多，它在间质中形成网状支架，为细胞附着的力学基础，因而也是传递力学信息的重要结构。其排列方向受力学作用影响，通常为无序交叉排列状态，在力的作用下纤维排列方向逐渐与力学的作用方向相一致。

二、筋膜的生物学功能

1. 机械支持功能

细胞外基质是构成基膜和结缔组织，如骨、软骨、韧带、真皮、头发以及各种器官被膜的主要成分，在维持机体结构的完整性、为机体提供支架结构上，具有十分重要的功能。如肺中由纤维粘连蛋白以及层粘连蛋白等组成的基膜结构，是肺上皮细胞与内皮细胞附着的支架结构，便于气体交换；肺泡隔中的弹性纤维赋予肺泡高度的弹性回缩功能。

2. 参与细胞黏附与迁移

细胞外基质分子结构中具有与细胞结合的位点，称为细胞黏附位点，该位点与细胞膜上相应的受体特异性结合，触发跨膜信号转导，对于细胞的基因表达及细胞表型和功能如细胞迁移等产生显著的影响。例如骨唾液蛋白分子结构中的细胞黏附位点位于286~288氨基酸残基之间，称为RGD位点。粘连蛋白、纤维蛋白原、纤维粘连蛋白、骨桥蛋白、凝血酶应答蛋白－1、vWF（血管性血友病因子）等结构中都有RGD或类似的位点。与细胞迁移有关的细胞膜上的受体分子主要是整合素，它与纤维粘连蛋白、层粘连蛋白、亲玻粘连蛋白和胶原蛋白之间都存在着结合功能。在多细胞生物的发育过程中，许多发育过程和步骤都涉及细胞向新位点迁移的过程，阻断由整合素介导的细胞迁移，会阻断胚胎原肠胚的形成。

3. 影响细胞增殖与分化

细胞外基质蛋白的某些类型，如成纤维细胞生长因子（FGF）具有促有丝分裂素的功能，通过促进层粘连蛋白的合成与释放，进一步刺激神经细胞的增殖与分化活动。层粘连蛋白、纤维粘连蛋白以及胶原蛋白等基质蛋白成分，都具有促进体外培养的神经元的轴突生长的功能。

三、筋膜与肌肉的关系

筋膜是人体内普遍存在的结构，纵横交错，相互连接，沟通内外，连接上下，是一个全身张力传递的软性支架网络。从筋膜学角度，通过对筋膜和肌肉的认识，要树立双下肢–躯干–双上肢之间的密切联系，从而体现对人体的疾病整体观。肌肉效力来源于肌动蛋白和肌球蛋白之间的"交错接合"，而筋膜的角色是肌肉的节能和智能"反馈系统"。肌肉收缩所产生的"应力负荷"，能够促使筋膜产生相应反应，采用中等强度的应力负荷刺激能促进蛋白质合成增加。筋膜中含有大量的神经感受器（帕奇尼小体、鲁菲尼小体等）、游离的神经末梢，而且所有的神经元都是疼痛感受器和本体感受器，这些神经末梢与内脏神经（交感和副交感）相联。中枢神经负责对机体内、外环境进行分析、规划和预知，并下达任务，筋膜协同局部肌肉提高各部位稳定性，正常的筋膜是被动、静止的张力系统。

现代研究长期忽视了筋膜作为运动系统整体力负荷传导的作用，肌肉在运动中"收缩—舒张"，负责协调肌肉的"筋膜"，是关节间的桥梁、肌肉间的分隔、收缩时的信使。当筋膜受到损伤后，机体的自控性调节失代偿时，可以阐释临床上常出现的牵涉痛、传导痛等。无论肌肉如何进行单独或协同运动，它总会通过筋膜支架网络对整体功能上存在影响。全身纵横交错的筋膜及其力线，对人体的姿态起到稳定、牵张、变形、固定、弹力、紧缩、延展、悬吊等作用，并可适时自由对应、自动补偿调节，故筋膜与肌肉是"梦的组合"。筋膜对物理应力、温度、湿度、pH、体液、激素等敏感（疼痛主因）。以往对肌肉功能解剖，孤立地分析单块肌肉功能，长期忽视了筋膜及邻近的组织结构，通过整体肌筋膜力线理解人体，可以让我们清楚认识到身体某一部位的疼痛，常由该痛点以外，且完全"沉默"的软组织所引起。

如果没有筋膜的包裹，肌肉既不能工作也不能维持外形。筋膜中的神经感受器可以感受到各种伤害，与临床上各种疑难病诊治密切相关。筋膜将运动、位置、张力、压力、疼痛等信息传递给大脑和自主神经系统。筋膜是我们人体中最大的感觉器官，并有一定的免疫和内分泌功能，面积大于皮肤。筋膜是获得本体感觉的器官，可促进外伤后修复、新生组织的生长。筋膜是所有功能细胞赖以生存的内部环境（土壤）。

第三节 筋膜在人体的分布

筋膜在人体内无处不在，包裹着所有的组织和器官。为便于叙述，下面从人体系统的角度进行分类。

一、运动系统的筋膜分布

1. 软骨

除关节外，软骨表面被覆薄层致密结缔组织，即软骨膜。软骨膜分为两层，外层胶原纤维多，与周围结缔组织相连续，主要起保护作用；内层细胞多，含有梭形的骨祖细胞。此外，软骨膜还含有血管和神经，其血管可为软骨提供营养。

2. 骨骼

除关节面外，骨的内、外表面都覆盖有结缔组织，分别称为骨内膜和骨外膜。内膜很薄，由一层扁平的骨祖细胞和少量结缔组织构成。骨外膜（即通常所说的骨膜）又可分为内、外两层。外层较厚，为致密结缔组织；内层为薄层疏松结缔组织，富含血管、神经和骨祖细胞。骨膜的主要作用是营养骨组织，并为骨的生长和修复提供干细胞。骨膜中的骨祖细胞具有成骨和成软骨的双重潜能，临床上利用骨膜移植治疗骨折、骨和软骨的缺损。

3. 关节

可动关节具有关节囊，此囊可分为两层，外层为致密结缔组织，在与肌腱和韧带的相连处增厚，内层较疏松，称滑膜。滑膜层表面有2~4层扁平或立方形的上皮样结缔组织细胞，以及滑膜细胞。电镜下，滑膜细胞可分为两种：一种似巨噬细胞，含较多溶酶体，有吞噬能力；另一种似成纤维细胞，含粗面内质网，可分泌透明质酸和黏蛋白。

4. 骨骼肌

骨骼肌的周围包裹着结缔组织，其中包裹在整块肌肉外面的结缔组织为肌外膜，是一层致密的结缔组织膜，含有血管和神经，解剖学称为深筋膜。肌外膜的结缔组织及血管和神经的分支深入肌内，分割和包围大小不等的肌束，形成肌束膜，包裹在每条肌纤维周围的少量结缔组织为肌内膜。肌内膜含有丰富的毛细血管。各层结缔组织膜除有支持、连接营养和保护肌组织的作用外，对单条肌纤维的活动，乃至对肌束和整块肌肉的肌纤维群体活动也起着调整作用。

二、神经系统的筋膜分布

周围神经系统中功能相关的神经纤维集合在一起，外包致密结缔组织，称为神经。包裹在神经外面的一层致密结缔组织称神经外膜；神经内的神经纤维，又被结缔组织分隔成大小不等的神经纤维束，包裹每束神经纤维的结缔组织称神经束膜。神经束膜的内层是多层的扁平上皮细胞，称神经束膜上皮，上皮细胞之间有紧密连接，每层上皮都有基膜。神经束膜上皮对进出神经的物质有屏障作用；神经纤维束内的每条神经纤维又有薄层疏松结缔组织包裹，称神经内膜。神经外膜内的纵行血管发出分支，进入神经束膜，进而在神经内膜形成毛细血管网，神经内膜也含有淋巴管。神经节一般为卵圆形，与周围神经相连，常外包结缔组织被膜。节内的神经细胞称节细胞，细胞的胞体被一层扁平的卫星细胞包裹，卫星细胞外面还有一层基膜，除节细胞外，节内还有大量神经纤维以及少量结缔组织和血管。

1. 脑脊膜

脑脊膜是包在脑和脊髓外面的结缔组织膜，共有三层，由外向内分别是硬膜、蛛网膜和软膜。硬膜是一层较厚而坚韧的致密结缔组织，内面由一层间皮细胞覆盖。硬膜与蛛网膜之间有一个狭窄的间隙，称为硬膜下隙，内含少量液体。蛛网膜由薄层纤细的结缔组织构成，它与软膜之间有较宽大的腔隙，称为蛛网膜下隙。蛛网膜的结缔组织纤维形成许多小梁并与软膜相连，小梁在蛛网膜下隙内分支形成蛛网膜结构，蛛网膜下隙内含脑脊液。软膜是紧贴在脑和脊髓表面的薄层结缔组织，富含血管。在软膜外表面和蛛网膜的外、内表面以及小梁的表面均覆有单层扁平上皮，软膜的血管供应脑与脊髓。软膜并不紧包血管，血管与软膜之间仍有腔隙，称血管周隙，与蛛网膜下隙相通，内含脑脊液。小血管进一步分支成毛细血管，由星形胶质细胞突起所包裹。

2. 脉络丛

脉络丛位于第三、四脑室顶和部分侧脑室壁，是由富含血管的软膜与室管膜相贴并突入脑室而成的皱襞状结构，室管膜则成为有分泌脑脊液功能的脉络丛上皮，脑脊液有保护和营养脑与脊髓的作用。脉络丛上皮由一层立方形或矮柱形室管膜细胞组成，细胞表面有许多微绒毛，少数细胞有纤毛，细胞核大而圆，胞质内线粒体很多。上皮下是基膜，基膜深部是结缔组织，内含丰富血管和巨噬细胞。毛细血管属于有孔型，内皮细胞上的小孔有薄层隔膜封闭。

三、循环系统的筋膜分布

1. 血管壁

除毛细血管外，血管壁由内至外依次为内膜、中膜、外膜。

（1）内膜：由内皮、内皮下层和内弹性膜组成。内皮是一层单层扁平上皮，除作为血液和组织之间的转运屏障外，还能合成和分泌多种生物活性物质，在维持正常的心血管功能方面起重要作用。内皮下层是位于内皮和内弹性膜之间的薄层结缔组织，内含少量胶原纤维、弹性纤维，有时有少许纵行平滑肌。有的动脉的内皮下层深面还有一层内弹性膜，由弹性蛋白组成，膜上有许多小孔，在血管横切面上，内弹性膜常呈现波浪状。

（2）中膜：大动脉以弹性膜为主，其间有少许平滑肌；中动脉以平滑肌为主，肌间有弹性纤维和胶原纤维。中动脉的弹性纤维具有使扩张的血管回缩的功能，胶原纤维起维持张力的作用，具有支持的功能。肌纤维和内皮细胞形成肌-内皮连接。有人认为，血管平滑肌是成纤维细胞的亚型。在中动脉发育中，平滑肌纤维可产生胶原纤维和弹性纤维、基质。病理状况下，中动脉中膜的平滑肌移入内膜增生并产生结缔组织，使内膜增厚，是动脉硬化发生的重要病理过程。

（3）外膜：由疏松结缔组织组成，其中含螺旋状或纵向分布的弹性纤维和胶原纤维，并有小血管和神经分布。血管壁的结缔组织细胞以成纤维细胞为主，当血管受损时，成纤维细胞具有修复外膜的能力，有的动脉在中膜和外膜的交界处，还有外弹性膜。管径1mm以上的动脉和静脉管壁中，都有小血管分布，称营养血管。小血管进入外膜后，分支成毛细血管，分布到外膜和中膜，内膜一般无血管，其营养由腔内血液直接渗透供给。血管壁上包绕有网状神经丛，神经纤维主要分布于中膜与外膜的交界处，有的深入中膜平滑肌层。

动脉的中膜较厚，其中的弹性成分和平滑肌比较发达，使动脉管壁具有较强的收缩性和回缩能力。大动脉管壁的中膜有多层弹性膜和大量弹性纤维，平滑肌纤维较少，又称弹性动脉；内膜有较厚的内皮下层，内皮下层之外为多层的弹性膜组成的内弹性膜，内弹性膜与中膜的弹性膜相连，边界不清楚。成人大动脉的中膜有40~70层弹性膜，各层弹性膜由弹性纤维相连，弹性膜之间还有环形平滑肌和少量的胶原纤维和弹性纤维，中膜基质的主要成分为硫酸软骨素。外膜较薄，由结缔组织构成，没有明显的外弹性膜，外膜逐渐移行为周围的疏松结缔组织。中动脉的内皮下层较薄，内弹性膜明显，中膜较厚，由10~40层环形排列的平滑肌组成，肌间有一些弹性纤维和胶原纤维。外膜的厚度与中膜相等，多数的中动脉中膜与外膜交界处有明显的外弹性膜。小动脉内膜有明显的弹性膜。随着管径变细，内弹性膜逐渐消失，中膜有几层平滑肌，外膜厚度与中膜相近，一般没有外弹性膜。微动脉内膜无弹性膜，中膜由1~2层平滑肌组成，外膜较薄。毛细血管管壁由内皮细胞和基膜构成，基膜外有少许的结缔组织。

静脉壁的这三层结构常无明显分界，平滑肌和弹性组织不如动脉丰富，结缔组织成分多。微静脉管壁结构与毛细血管相似，内皮外只有薄层结缔组织。随着管径的增大，内皮和结缔组织之间出现稀疏平滑肌，外膜薄；小静脉内皮外出现一层至数层的平滑肌，外膜逐渐变厚；中静脉中膜比伴行的中动脉薄，环形平滑肌分布稀疏，外膜比中膜厚，由结缔组织构成，没有外弹性膜。大静脉外膜较厚，结缔组织内常有较多的纵行平滑肌束。静脉瓣中心为弹性纤维的结缔组织，表面覆有内皮细胞。

2. 心壁

心壁分为心内膜、心肌膜和心外膜。

心内膜又分为内皮、内皮下层、心内膜下层。内皮下层除结缔组织外，还含有少许平滑肌；心内膜下层由较疏松的结缔组织构成，含有血管和神经。

心肌膜主要由心肌构成，大致分为内纵、中环和外斜三层。心肌纤维多集合成束，肌束间有较多的结缔组织和丰富的毛细血管。心室的心肌比心房厚，以左心室最厚。心室的肌纤维较粗、较长，心房则较细、较短。在心房肌和心室肌之间，有心纤维性支架，由致密结缔组织构成。心纤维性支架质地坚韧而富有弹性，提供了心肌和心瓣膜的附着处，又称心纤维骨骼，包括室间隔膜部、纤维三角和纤维环，心房和心室的心肌分别附着于心骨骼纤维，两部分的心肌并不相连。

心外膜是心包膜的脏层，其结构为浆膜，表层是间皮，间皮下面是薄层结缔组织，与心肌膜相连。心外膜含血管和神经，并常有脂肪组织。心包膜壁层衬贴于心包内面，也是浆膜，与心外膜连续。壁层与脏层之间为心包腔，腔内有少量液体，使脏层与壁层湿润光滑，有利于心脏搏动。

房室瓣、主动脉瓣、肺动脉瓣统称为心瓣膜，与心骨骼的纤维环连接，表面覆以内皮，内部为致密结缔组织，基部可见少量平滑肌。疾病侵犯瓣膜时，胶原纤维增生，使瓣膜变硬或变形，甚至造成瓣膜的粘连，使瓣膜不能正常关闭与开放，影响血液循环。

心壁内有由特殊心肌纤维组成的传导系统，功能是发生冲动并将冲动传导到心脏各部，使心房肌和心室肌按一定规律收缩。这个系统包括窦房结、房室结、房室束、左右房室束分支及分布到心室乳头肌和心室壁的许多细支。窦房结位于右心房心外膜深部，其余部分在心内膜下层，由结缔组织把它们和心肌分开。组成这个系统的心肌纤维聚集成结和束，受交感和副交感、肽能纤维支配。

四、免疫系统的筋膜分布

1. 胸腺

胸腺分为左右两叶，表面有薄层结缔组织被膜，成片状伸入胸腺实质成小叶间隔，将胸腺分成许多不完整的小叶，每个小叶都分为皮质和髓质。胸腺为T细胞分化发育提供了独特的微环境。

2. 脾

脾的被膜较厚，被膜由富含弹性纤维和平滑肌的致密结缔组织构成，表面覆有间皮。被膜结缔组织伸入脾内形成小梁，构成脾的粗支架。被膜和小梁内含有许多散在的平滑肌细胞，其收缩可以调节脾的血量。小梁之间的网状组织构成脾淋巴组织的微细支架。

3. 淋巴结

淋巴结是哺乳动物特有的周围淋巴器官，是滤过淋巴和产生免疫应答的重要器官。淋巴结表面有由薄层致密结缔组织构成的被膜，数条输入淋巴管穿越被膜与被膜下淋巴窦相连。淋巴结的一侧凹陷称为门部，此处含较疏松的结缔组织、血管、神经和输出淋巴管。被膜和门部的结缔组织伸入淋巴结实质形成相互连接的小梁，构成淋巴结的粗支架；血管和神经行于其内，在它们之间，由网状细胞和网状纤维组成的网状组织构成淋巴结的微细支架，网眼中充填着大量淋巴细胞、浆细胞、巨噬细胞、交错突细胞、滤泡树突状细胞和肥大细胞。

4. 淋巴组织

以网状细胞和网状纤维为支架，网眼中充满大量淋巴细胞和一些浆细胞、巨噬细胞和肥大细胞等，这种含有大量淋巴细胞的组织称为淋巴组织，分为弥漫性淋巴组织和淋巴小结，多见于消化道和呼吸道的固有层。淋巴小结又称淋巴滤泡，主要由 B 细胞组成。

五、内分泌系统的筋膜分布

内分泌系统由内分泌腺和分布于其他器官内的内分泌细胞构成。结构特点：腺细胞排列呈索状、网状、团状或围成滤泡状，没有导管，毛细血管丰富。

1. 甲状腺

甲状腺表面包有薄层结缔组织，结缔组织深入腺实质，将其分成许多大小不等的小叶，其实质是大量滤泡。间质中富含毛细血管及少量结缔组织，还可见散在的脂肪细胞，并随着年龄的增长而增多。

2. 甲状旁腺

甲状旁腺常位于甲状腺后方的结缔组织中。作为实质性器官，它们亦被一层薄的结缔组织被膜所包绕，此结缔组织深入器官的实质中形成结缔组织分隔，将实质分成并不明显的小叶结构。

3. 肾上腺

肾上腺表面包有结缔组织被膜，少量结缔组织伴随血管和神经伸入腺实质内（包括皮质和髓质）。

4. 垂体

与其他实质性器官一样，垂体表面亦被覆有一层由结缔组织构成的被膜，在垂体器官的实质内亦可见少量结缔组织分布。

六、皮肤及皮下组织的筋膜分布

皮肤可分为表皮和真皮两部分，真皮位于表皮之下，由致密结缔组织构成，分为乳头层和网织层两层。皮肤下方各结缔组织构成皮下组织。

1. 乳头层

乳头层位于真皮上层，紧邻表皮的基底层。此层为疏松结缔组织，纤维较细密，含细胞较多。结缔组织向基底部突起，形成真皮乳头，真皮乳头扩大了表皮与真皮的连接面，有利于两者的牢固连接，也便于表皮从真皮的血管获得营养。

2. 网织层

网织层是真皮的主要组成部分，与乳头层无明确分界，由致密结缔组织构成，粗大的胶原纤维束交织成网，并有许多弹性纤维，使皮肤具有较大的弹性和韧性。网织层有许多血管、淋巴管和神经，还有毛囊、皮脂腺和汗腺，还可见环层小体。皮肤内的免疫反应主要发生于真皮。

3. 毛

毛根包在毛囊内，毛囊由上皮和结缔组织组成，毛囊分为内外两层。内层为上皮根鞘，包括毛根，与表皮相连续，结构与表皮相似；外层为结缔组织鞘，由致密结缔组织构成，毛囊下端结合在一起形成膨大的毛球。毛球底面内凹，富含毛细血管和神经的结缔组织陷入凹内，形成毛乳头。毛球是毛和毛囊的生长点，毛球头对其生长起诱导和维持作用。

4. 皮下组织

皮下组织由疏松结缔组织和脂肪组织组成，皮下组织将皮肤和深部的组织连接在一起，使皮肤具有一定的可动性。分布到皮肤的血管、淋巴管和神经均从皮下组织中通过，毛囊和汗腺常延伸至此层。皮下组织可保持体温、缓冲机械压力。

七、消化系统的筋膜分布

消化系统包括消化道和消化腺两部分组织。

消化道为中空性器官，管壁可分为四层：①黏膜层：此层又可再分为三层，即上皮层、固有层和黏膜肌层。其中固有层为疏松结缔组织，细胞成分较多，纤维较细密，有丰富的毛细血管和毛细淋巴管，与上皮层以基膜相隔。②黏膜下层：此层为致密结缔组织，含小动脉、小静脉与淋巴管及黏膜下神经丛，可调节黏膜肌层的收缩和腺体的分泌。③肌层：除在食管上段及肛门处为骨骼肌外，其余大部分为平滑肌。肌肉的结缔组织中含有内脏神经元，引起肌肉的节律性收缩。④外膜层：此层为薄层结缔组织，有间皮覆盖时称为浆膜，否则为纤维膜。纤维膜与周围组织无明显界限。

消化腺包括大唾液腺、胰腺、肝脏等器官，其多为实质性器官，外有结缔组织被膜覆盖，且结缔组织深入器官实质，形成结缔组织间隔，将器官实质分隔成多个小叶状结构，血管、淋巴管、神经等结构也随结缔组织进入器官实质内。

八、呼吸系统的筋膜分布

呼吸系统为中腔性器官，由气管及支气管组成。管壁可分为三层：①黏膜层：此层可分为上皮层与固有层。固有层由结缔组织构成，含有较多弹性纤维，也常见淋巴组织。固有层与上皮层以基膜相隔。②黏膜下层：此层为疏松结缔组织，与固有层及外膜无明显界限，含较多混合性腺。③外膜：此层较厚，含软骨、平滑肌。

作为气体交换场所的肺，亦由一层薄层结缔组织包裹，最外面覆有间皮。肺部的结缔组织由肺门处进入肺脏，随之进入肺实质的深度增加，结缔组织逐渐减少，但即使在肺泡壁处，在Ⅰ型呼吸性肺泡细胞之间仍存在极少量的结缔组织。血管、淋巴管、神经等结构也伴随结缔组织而进出肺实质。

九、泌尿系统的筋膜分布

泌尿系统包括4个器官：肾、输尿管、膀胱及尿道。肾脏为实质性器官，其外被覆致密结缔组织被膜，并由肾门处延伸入肾脏实质内。肾脏内的少量结缔组织、血管和神经等结构构成肾的间质。在肾窦内还存在有大量的脂肪组织。输尿管、膀胱和尿道均为中空性器官，管壁大致可以分为三层。①黏膜层：由变异上皮与固有膜构成，固有膜由结缔组织所构成。②肌层：在各层肌纤维束之间存在少量结缔组织、血管、神经等结构。③外膜：依部位不同，可分为覆盖有间皮的浆膜或无间皮的纤维膜，但主要都是由结缔组织构成。

十、生殖系统的筋膜分布

男、女生殖系统主要由生殖器官、生殖道及附属腺构成。男性生殖器官主要为睾丸，而女性生殖器官主要为卵巢，两者均为实质性器官，即两者均被覆有由致密结缔组织构成的白膜。白膜在睾丸后缘增厚形成睾丸纵隔。睾丸纵隔的结缔组织呈放射状进入睾丸实质，将其分隔成数百个睾丸小叶。而卵巢的结缔组织亦由卵巢门处进入卵巢实质。

两性的生殖道均为中空性器官。在男性有附睾和输精管，在女性有输卵管、子宫和阴道等器官。它们均有一个共同的特点，即管腔内表面均覆盖有上皮，上皮与其下方的结缔组织以基膜相隔。男性生殖系统的附属结构包括前列腺、精囊、尿道球腺及阴茎，女性附属腺包括乳腺等器官，从所有这些器官的结构中均可见到结缔组织对这些器官的包绕和支持作用。

第四节 筋膜学的主要内容和历史沿革

一、筋膜学的研究背景

筋膜学是在国家高技术研究发展计划（863 计划）"中国数字人研究"［包含数字化虚拟人体若干关键技术（2001AA231031）和数字化虚拟中国人的数据集构建与海量数据库系统（2002AA321021）］、国家重点基础研究发展计划（973 计划）"针灸理论的筋膜学说基础研究（2007CB512705）"和科技部第 407次香山科学会议"筋膜学研究"的成果上凝练而成。

筋膜学研究是以筋膜为轴线诠释生物进化规律，创新性地提出全身结缔组织所构成的筋膜软性支架网络，是细胞发挥正常功能的主要"土壤"。细胞的功能状态和生命活动（细胞更新）均离不开筋膜结缔组织的支持（如营养）和储备（如干细胞）功能。中医的外治技术是通过"松土"发挥临床疗效，中药是通过有的放矢地"施肥"发挥临床作用。将中医学和现代解剖学、生理学相结合，以看得见、摸得着的筋膜为载体把中医的功效表现挖掘出来，回归中医科学化的本质，是用中医思维对人体观和方法论的一次全新理论和应用研究。筋膜学也是至今为止在世界生命科学领域唯一由中国学者提出的原创性科学理论成果。

筋膜是人体分布最广泛，由结缔组织形成的解剖学结构，但长期以来并没有引起现代医学界的重视。近年来，随着干细胞、再生医学、组织工程等研究的兴起，筋膜作为干细胞库的概念已逐渐形成，对筋膜或结缔组织的研究已引起诸多科学家的重视并逐渐深入。在临床应用方面，世界各国的运动医学、康复医学、推拿按摩、物理治疗等从业者，发现他们的工作对象和目标组织结构正是我们所研究的筋膜（结缔组织），筋膜研究俨然已从过去的"灰姑娘"变成现在的"超级明星"！2007 年，*Science* 杂志第 318 卷指出：不同的研究人员尝试通过整合关于筋膜与肌肉的认识建立一个崭新的学科。

与西方主流医学截然不同的是，中医学对人体筋膜一直都高度重视。经典中医学中，筋与膜的概念与我们现代研究的筋膜学属一脉同源，如经筋与膜原同为中医形态学范畴。在约成书于二千五百年前的《黄帝内经》中已有筋、膜连用的论述，如《素问·痿论篇》谓："肝主身之筋膜。""肝气热，则胆泄口苦筋膜干；筋膜干，则筋急而挛。"阐明了筋与膜同为肝所主，在五行分类中属同一类生命过程，在生、长、化、收、藏中同源同流，所以"筋膜"一词是源于中医的名词而不是西医解剖学名词。

二、筋膜学的研究对象

筋膜学的研究对象是全身的筋膜结缔组织的软性支架网络，可以将人体简单的看作是由功能系统和支持与储备系统两部分组成，从而有针对性地弥补了达尔文进化论研究中的部分缺失，补充了生物进化的另一个重要轴线——个体生命的时空轴（寿命轴）。每个不同的生物都是在进化过程中，通过不断完善筋膜，从而进化到较长的生命周期。《素问·上古天真论篇》中，黄帝与岐伯探讨的问题是如何从个体的角度延长自己的寿命，也探讨了寿命为何会有长短之分，之后的内容就是围绕这条轴线进行探讨。论述古人对寿命长短的认识，以及各种内在、外在原因对寿命的影响，最后提出中医对人体进行干预的各种手段和思路等，这是《黄帝内经》的主要内容。

从达尔文进化论中的缺失到《黄帝内经》对寿命的认识，两者结合很容易把生物医学研究的模式从二维上升到三维。中医侧重的是个体生命的寿命轴，优势是养生、治未病。中医在治疗疾病的时候，更注重机体的整体观，而对具体病变部位的针对性不强。在临床疗效中，即反映了中医治病的一些特点，如疗效较慢，但不良反应也相对较小。西医的各种疗法同样存在一些弊端，如其只注重对病因的针对性处理，即对症和对抗治疗，而对机体整体的影响和关注度严重不足，这已经带来了日益严重的后果，如因病毒、细菌不断变异造成的耐药性等。筋膜学理论之所以提出人体结构两系统理论和筋膜学研究方向，目的就是让广大的中西医学工作者能够更加全面地认识人体，从功能-结构-寿命的三维角度来研究和了解人体，最终将对人体的健康状态和疾病的认识和治疗提高到一个更新、更高的水平。

三、筋膜学的研究过程及研究成果

研究初期（2001~2004 年）研究人员利用数字人体研究技术，在人体结缔组织聚集处进行标记和三维重建，发现传统经络与穴位的描述与重建结果密切吻合，如在人体四肢的肌间隔、躯体神经末梢汇集处、感觉神经分布密集的器官以及内脏的系膜等结缔组织密集处，将标记的阈值放宽后出现更多的影像结构。如果将所有结缔组织全部标记，就会呈现一个完整的遍布全身的筋膜软性支架结构。如图 1-1 所示。

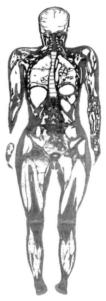

图 1-1　数字人技术构建的人体全身 3D 筋膜支架网络

而后通过对人体结缔组织支架进行发育生物学和生物进化的追本溯源发现：在个体发育的过程中，由中胚层间充质分化成多个器官系统后所遗留的部分，形成遍布全身的结缔组织筋膜支架；在生物进化的过程中，其与单胚层生物的细胞外基质、二胚层生物的中胶层、三胚层生物的间充质，以及人体非特异性结缔组织均是同源结构。人体非特异性结缔组织支架为已分化的组织细胞提供支持和支撑作用，并为这些功能组织细胞的修复、再生提供细胞储备和生存环境。从动态的角度（机体是在不断更新代谢中维持平衡），提出了人体新的解剖学分科方法：人体是由已分化的功能细胞所构成的功能系统与尚未分化的全身非特异性结缔组织所构成的支持储备系统两部分构成（人体结构的两系统理论）。根据这一分科方法，研究人员进一步提出一个新的学术研究领域——筋膜学，即从两系统理论的角度研究两系统相互关系的学术领域。

筋膜学提出的关键是数字人技术，其为筋膜学的提出奠定了基础。以往关于经络的研究，虽然对经络的解剖学、组织学以及生理现象有所认识，但均过于局限，其结论更是各执一词，互不兼容，学界形容为"瞎子摸象"。数字人技术提供了一个从整体的高度研究人体经络的手段，它可以把全身的目标组织进行分割、标记和重建。具体到经络，研究人员把全身的结缔组织作为一个整体进行研究和追本溯源，才提出了筋膜学研究领域，揭开了蒙在经络这个复杂结构上的神秘面纱。从方法学的角度，如果说以往的研究方法是"瞎子摸象"，那么数字人技术的应用就相当于将"象"先做成"模型"再来摸，这样"象"（经络）的结构就很清晰了。

同时，筋膜学的提出也得益于近几十年世界范围内对筋膜实质的不断研究和探索，如经络分布的解剖学研究、穴位局部的组织学和细胞学研究、经络的生理学反应、细胞信号通路的牵拉效应、针刺损伤因子的释放和修复再生机制等。其中，得出一个重要的共识，就是经络与穴位和人体的结缔组织关系密切。实际上，前人几十年的研究为筋膜学的提出提供了丰富的素材和资料，可以说他们已经做出了经络这个"拼图"的各个局部，后人只是用数字人手段将这些散在的拼图拼合在一起，整个图案就显现出来。从科学的角度研究人体结构，不但要知道人体的现在时（状态），还要知道它的过去时（以前的状态），并设想推测它的将来时（进化趋势）。比如在人体解剖学研究中最为人熟知的是关于阑尾的研究，研究人员在开始观察到阑尾时，并不理解阑尾存在的意义，但通过向低等动物追踪，发现在草食类动物的相同部位也有一个巨大的盲肠，通过进一步研究盲肠的功能，发现此结构相当于一个巨大的"发酵罐"，它内部存在的细菌能够将植物中不能被动物吸收利用的纤维素分解转化为能够被动物吸收利用的葡萄糖。同样，在提出筋膜学的过程中，当用数字人研究手段构建出与人体经络走行密切相关的三维影像结构之后也对其充满困惑：为何经络的走行与结缔组织的分布密切相关？而且随着阈值设定的放宽，可扩展到全身的结缔组织，从而构建出全身的结缔组织支架。把这个全身的支架作为一个整体进行研究，并向低等动物追踪，一直追溯到原生单胚层生物，到了如此简单的单层细胞和内含的细胞外基质构成一个完整的生物，它们的功能构成就一目了然了。原来，人体最基本的构成形式是以此作为基础进化成现在的复杂结构。但是，万变不离其宗，人体的本质事实上也是由这两个基本的功能系统构成的。

近年来，在生命科学领域对干细胞的研究，以克隆羊为标记的生物克隆技术的应用，极大地推动了对单个细胞在整个生命的地位和作用的认识。这使我们对结缔组织中的储备细胞在维持整个生命过程中的作用有了更深入的了解。机体中的每个细胞都具有完整的生命遗传物质，干细胞具有向各种功能细胞分化的潜能，并具有形成一个新个体的可行性，从而为组织损伤或器官衰竭的替代移植开创了美好的前景。然而，科学家发现即使这些克隆动物是被饲养在相对优越的环境中，它们的寿命也都是短暂的。这一现象让我们意识到，生物在长期的进化过程中所形成的有性生殖，在维持下一代个体优势的行为中具有不可替代的作用。这就促使我们反思，如何更好地利用人体自身的修复、再生机制来延长人体寿命和对抗人体局部组织器官的损伤和衰竭。

关于筋膜学的内容，有几点需要注意：①人体与其他生物体并没有质的区别。尤其是与哺乳动物之间，即使在低等生物，其基本生物要素也有很多是相同的，从生物的角度上讲都是为着一个目标：生存——更有效率的生存，更长时间的生存。从生存的意义评价人体与其他生物，它们也许并不比人类差，反而有很多方面值得人类去借鉴。②中西医的研究各有侧重。西医学的研究是遵循循证医学的原则，任何一种疾病都要找到其病因，然后在解剖、组织、生理、病理、微生物研究的基础上设计治疗方案。有病变该切除的就切除、有病原体就使用针对该病原体的抗生素，但是对整个机体的易感性考虑较少。中医治疗多从整体的角度辨证治疗，但针对性不够明确。如果从筋膜学角度来评价二者的区别，这种侧重就很容易理解：中医侧重于支持与储备系统；西医侧重于在前者支持下的功能系统。③中西医应该相互学习，相互尊重。西医从生物医学的角度进行研究的历史，是随着工业革命的兴起走上了快速发展的轨道，达尔文进化论的提出为生物医学的发展奠定了基本理论框架，但比起生物界几十亿年的进化历程只是微不足道的一瞬间。人类不可能在如此短暂的时间内对生物内部的运作机制有完整的了解，也就是说我们现在虽然对生物的研究已经到了分子水平，但还只是一些皮毛。西医学的模式对病原明确的疾病（如感染、器质性病变、外伤）确实能够起到立竿见影、药到病除的疗效。但很多疾病的发生往往不是由单一因素决定，而且不同的个体表现不同。这些问题目前已经引起医学界的重视，已有不少学者倡导整体医学，体现了科学探索过程中的醒悟。

筋膜学的提出使我们认识到在达尔文进化论的指导下，整个生物进化的研究过程主要是沿着两条主线，即生物学研究的二维研究模式：①结构从简单逐渐到复杂，从单细胞生物—多细胞生物—单胚层生物—两胚层生物—三胚层生物—哺乳动物—人，结构越来越复杂。②功能越来越细化，单细胞生物由一个细胞就可以完成整个生物从出生到死亡整个生命周期的所有生命活动，到了哺乳动物这个过程需要众多的细胞、器官、系统来协同完成，作为构成生物的单个细胞个体，功能逐渐分工细化。毋庸置疑，这种结构的复杂化和分工的单一化有助于提高生物的生存效率，包括对环境的适应能力、对抗生存竞争的能力、对环境中所需物质的获取能力等。一言以概之，就是向食物链顶端的进化。然而，当我们沉浸在这些奇妙发现的过程中时，往往忽略了另外一个非常重要的现象，那就是生物的进化过程伴随着生命周期的延长，从简单的多细胞生物、单胚层生物、两胚层生物较短的生命周期，即几小时、几天，到高等动物像爬行类、鸟类、哺乳类，一直到人，生命周期从几年、十几年，到几十年，甚至上百年。生物生命周期的不断延长在生物的进化中具有极其重要的意义，尤其是人类，从古到今，对生命周期的延长——长寿的追求达到了痴迷的地步。今天关于长寿地区、长寿个体、长寿饮食等相关报道不绝于耳，总能吸引众多读者的眼球，长寿可以说是很多人渴望的目标。古代帝王对长寿追求的记载也见于各种正史和野史中。比如从死后奢侈的墓葬，可以看出帝王们对生存的渴望和再生的奢望，与现今冷冻人体以求复生的研究如出一辙。从生物学角度看，没有较长的生命周期，许多高层次的生命活动就无法实现。比如现代人类第二语言（文字）的建立、信息的传播和整理、知识的学习、积累和创新、科学研究和发明均需要有较长的生命周期作为支撑。

筋膜学的提出，开创了从以往二维研究模式向三维研究模式转化的先河，从结构和功能的二维模式升级到结构、功能、时空的三维模式，研究人员提出的时空轴即是生物进化中个体生物的寿命轴线，其研究的基础就是结缔组织构成的支持与储备系统在生物进化的过程中其结构和功能不断地完善，使得生物个体在完成各种生命活动的同时，不断地从支持与储备系统中获取新的细胞供应，通过增殖、分化，为各种功能细胞的消耗提供细胞源。结缔组织支架在神经和神经内分泌因子的调控下，干细胞的分化速率得到有序的控制，从而使个体中的细胞储备能够供应更长的时间。

生命周期的延长，实际上是一个最基本生命单位细胞集群的生命周期延长。生命周期是以整个细胞集群的生存作为标志，而不是以单个或某个细胞个体为标志。以人体为例，人的生命始于一个受精卵，随着受精卵的分裂、增殖，形态的延伸、折叠和细胞的迁移，逐渐发育成一个完善的个体。事实上，现代医学对疾病的诊治还处在一个初级水平，很多疾病得不到有效的治疗，比如病毒类疾病、肿瘤、结缔组织病、老年性疾病等。中医、民族医学以及其他国家的传统医学也是人类在与疾病做长期斗争过程中总结出的经验结晶，有些方法已经被证实是科学有效的，只是有些方法还没有被完全解读，这就给研究人员提供了很好的研究空间和启发，我们一定要好好利用祖先留下来的宝贵的科学和文化遗产，切不可一概否定，或是冠以"伪科学"的帽子而横加打击。就中医而言，也应该向西医学靠拢，利用西医学的手段、仪器和科学成果来促进中医自身的发展，去伪存真、去粗求精，让祖先留下的宝贵遗产能发扬光大。

研究人员通过汲取发育生物学理论和现代医学生物学的研究结果，结合在数字人研究过程中的发现，提出了人体第十个功能系统（筋膜学）新学说。但这种分科方法尚未摆脱基于功能进行分科的传统模式。其后，研究人员又提出将人体分为两大系统的一种新的分科方法，从维持生命周期延长的角度进行分科，将人体分为在神经和免疫系统的参与调节下、未分化结缔组织支架构成的人体支持与储备系统，以及被该支架支持和包绕的各种已分化功能细胞构成的人体功能系统。并在这一理论基础上，进一步提出研究的科学问题和临床问题（包括针灸疗法的机制），以期为针灸疗法提供一个医学生物学的研究平台，并从功能系统的角度深入研究人体筋膜在整个生命过程中的作用。

四、筋膜学概念的形成

筋膜学是基于中医思维，源于中国的原创性科学理论体系，提出了全新的人体观和方法论。筋膜学认为人体是由结缔组织筋膜支架构成的支持与储备系统（阴），以及被该支架支持和包绕的各种功能系统（阳）两部分所组成，并着重研究两者之间的相互作用。

筋膜构成整个人体连续性的三维立体支架网络，是人体最大的器官和本体感觉系统。筋膜的支持功能及储备细胞的作用，贯穿和包裹在所有的器官、肌肉、骨骼、神经纤维和血管之中。为人体功能系统提供稳定的机体内环境；为细胞的更新、修复提供新生细胞；对全身局部和整体功能进行调控。

筋膜学的核心是人体结构的两系统理论：从单胚层生物、两胚层生物、三胚层生物一直到人体均是由两个基本的系统构成，分布于人体全身的非特异性结缔组织支架，在传统的神经和免疫系统的参与与调节下，组成支持与储备系统；被该支架包绕和支持的各种功能细胞构成功能系统，全身的各种生命活动均由功能系统的各种功能细胞完成，支持与储备系统为功能细胞的更新与修复提供细胞源，并对功能系统的细胞活动进行调控，同时为功能细胞的生命活动提供一个稳定的内部坏境。

筋膜学的基础是筋膜解剖学，是以人体结构的两系统理论为基础，研究人体正常结构与功能的解剖学研究方法。筋膜解剖学的概念是对应于我们熟悉的系统解剖学和局部解剖学而言，系统解剖学是以功能系统为轴线将人体分为九大功能系统：消化、呼吸、泌尿、生殖、运动、神经、免疫、循环和内分泌系统；局部解剖学是以结构为轴线将人体分为头、颈、胸、腹、盆、背和四肢等部位，然后研究其局部的神经、血管、肌肉、骨骼的相互关系。筋膜解剖学是以维持机体正常结构和功能的时间（也就是生物学意义上的寿命）为轴线，研究机体自身如何维持和更新修复各个局部的结构，它与前两者最大的区别在于它是以动态的角度（活）研究人体结构；而前两者均是以静止的角度（死）研究人体。从筋膜学角度看人体，人体的各个部分每一天都是新的，活的人体结构变化是绝对的，不变是相对的。

在筋膜学中所涉及的筋膜只是包括未分化的结缔组织，即非特异性结缔组织，具体讲只包括两种结缔组织：疏松结缔组织和脂肪组织。这两种结缔组织是可以相互转化的，当机体摄入营养过剩时，部分疏松结缔组织中的干细胞在增殖的过程中，部分细胞充满脂肪颗粒形成脂肪细胞；当机体营养匮乏时，这些脂肪细胞则被动员参与机体代谢，脂肪颗粒消失。以往其他广义概念上的结缔组织，如血液、淋巴液、骨及软骨、韧带、肌腱等已经分化出各自的特定功能，均属于功能系统的范围。本书所提出的两系统构成在结构上的分界很明确，外胚层与中胚层起源组织的基底膜和中胚层起源组织的类基底膜是两系统之间的组织层面的分界。

通过认识两系统理论和研究人体的结构和功能发现，中医的各种治疗方法包括各种中医外治法和以天然药用植物为主的各种汤剂，更多的是作用于筋膜学研究的遍布全身的筋膜支架。如果将人体的两大系统比喻为一个花园，筋膜支架相当于花园的土地，那么它所包被和支持的各种功能细胞就相当于生长在这片土地里的各种花卉，中医的治疗手段就是通过激发机体的各种生理功能来对抗疾病，相当于给土地进行松土。中药所用的各种汤剂是为了改变筋膜的环境，相当于给土地进行灌溉和施肥，而西方医学的重点是关注功能系统的变化，即针对土地上所生长的各种花卉的状况，有的放矢地进行手术、化疗、放疗等。中医药治疗肿瘤多是从调整机体的内环境着手进行治疗。从中也容易解释中医和西医的疗效比较，中医在治疗疾病时往往注重机体的整体情况，而对具体病变部位的针对性不强，在临床疗效中也反映出中医治病疗效较慢等弊端。西医的各种疗法同样有其弊端，即只注重对病因的针对性处理，对机体整体的影响关注不够，并且已带来日益严重的后果，如因病菌不断变异造成的耐药性，为此研发各类新特药来对抗，已形成一种恶性循环，使疾病治疗成本大幅度增加，近年来临床上频繁出现超级病毒、超级细菌等。

对人体结构两系统理论和筋膜学的研究，目的就是让广大医学工作者能够更加全面地认识人体，能从三维的角度研究和了解人体，最终将对疾病的治疗提到一个新的更高水平。筋膜学研究从发现人体经络的解剖学物质基础入手，通过对发育生物学和生物进化论的科学推导提出人体结构的两系统理论，指明了医学研究的新方向。既弥补了进化论思想在观察生物视角时的缺失，同时亦揭示了中医基本理论的科学内涵，真正从生物医学的角度将现代医学与传统中医有机地结合在同一个框架中，使生物医学研究从单纯的注重生物的生存，进入到如何延长生命周期的研究新高度。

筋膜学从揭示中医最基本的科学问题——"经络"的解剖学基础入手，利用现代生物医学的各种研究手段对人体非特异性结缔组织支架进行了系统的研究，从系统论的角度解读人体两个基本系统之间的关系；从还原论的角度将结缔组织分解为不同的层面，研究各个层面对生物生存产生影响的侧重点，探索不同干预手段产生的生物学效应及其机制。根据结缔组织的形成顺序，研究人员认为可以将结缔组织分为四个层次。①细胞外基质：主要以水和透明质酸为主要成分，主要为细胞生存提供一个以水为基质进行交换和生存的基本环境。②纤维网状结构：以胶原纤维为主，这些纤维形成的网格为细胞附着和均匀分布起到了支撑作用，同时纤维起到将机械牵拉应力传递到附着其上的细胞的作用。③细胞层面：结缔组织中的细胞可分为内源性细胞和外源性细胞。④结构和器官：结缔组织中最高级的结构为感觉神经纤维，其产生的生物学效应也对机体作用最强，是各种外治疗法的作用机制表现最为重要的环节。

在筋膜学基础上提出的纵向和横向研究模式，使我们同样可以看出以往有关经络的研究多是侧重于筋膜中的某一种结构或成分，神经学说提出经络与神经密切相关，血管学说提出与血管相关，还有体液学说、纤维学说等。但是，这些研究只能解释经络的某一种现象，不能全面反映经络的本质。筋膜学的提出第一次从整体的角度、从生物进化的角度，提出了人体结构的两系统理论，从生物最基本的进化要素——生命周期的不断延长，分析全身的结缔组织支架（经络）在人体中的作用，并以实验为依据验证了这一学说，它不但能够充分解释经络现象，也从宏观上提出了经络存在的生物学意义，可以用于解释中医的基本理论问题，并为中医各种疗法的生物学意义提供了一套完整的思路。从现代医学的角度，弥补了研究视角的缺陷（生命周期的延长机制，以及所涉及的结缔组织的组织结构的进化和完善过程）。筋膜学提出的主要意义就是在于将中医理论和实践纳入生物医学的科学范围，使中医发展进入生物医学的轨道，搭上现代生物医学发展的快车道。

五、筋膜学研究的基本内容

筋膜学的基本内容：在人体进化的过程中，其全身的结缔组织构成人体的软性支架，其他器官系统的功能细胞以该支架为基础发挥正常功能，功能细胞的功能活动和生命活动（细胞更新）由支持系统提供支持（营养）和储备（干细胞）。人体全身的结缔组织构成机体的软性支架，形成有别于现有功能系统中的新系统——人体支持与储备系统。

中医疗法的基本点是通过包括针灸、刮痧、推拿、梅花针等各种物理刺激调整人体的功能状况和生命代谢；通过内服中药汤剂等生物活性成分的作用，调整人体结缔组织和功能细胞的功能状况和生命代谢。

针灸刺激的解剖学基础是人体结缔组织中较丰富的筋膜结构（如肌间隔、肌间隙等在旋转针体时能牵动较大范围筋膜结构并产生较强生物信息的部位），刺激点（穴位）与非刺激点的区别只是量的不同而没有质的不同。中药通过改善筋膜的微循环状况（活血化瘀）和上皮基膜的通透性（补气）调节功能细胞的再生和活性。

六、筋膜学研究与中西医学的关系

筋膜学是从生物医学的角度来研究中医药学，其目的是达到中医和西医在现代医学科学层面的融合和统一。用筋膜学接轨中国的核心价值观，体现了"一阴一阳谓之道"的理念。如从人体结构的两系统理论可以很好地诠释阴阳学说，阴阳其实就是支持与储备系统（筋膜）和功能系统（功能细胞）之间的相互作用；如何延长人的寿命是《黄帝内经》的核心价值；全身的筋膜软性网络支架与经络腧穴的物质基础相对应；心、肝、脾、肺、肾五脏间物质相互循环与火、木、土、金、水五行间相生相克理论的融合。总之，筋膜学是用现代医学语言来诠释中医关键性核心理论科学内涵的一门学科。

筋膜学为中医和西医的融合奠定了科学理论基础，同时将现代医学研究提高到了一个新的三维层次（结构-功能-寿命）。众所周知，西医从人体的功能和结构两个角度的特点来研究并治疗个体的。而中医研究的核心是如何延长生物个体的生命周期。如果把两者融合在一起，可以使现代医学从二维研究模式转变为三维研究模式。达尔文进化论学说的提出，使西方古典医学从经验和知识结构零散的慢车道迈向了系统和完整的生物医学发展的快车道。美籍俄罗斯生物学家（遗传学家、综合进化论创立者之一）杜布赞斯基（Theodosius Dobzhansky）于 1973 年在《美国生物学教师》[*American Biology Teacher*，35（3）：125-129] 上，以《离开了进化论，生物学的一切都将毫无意义》（Nothing in biology makes sense except in the light of evolution）为题，发表了文章。现代生物医学主要沿着结构和功能两条轴线建立了基础医学的学科体系框架。结构称为形态学科，包括解剖学、组织学、细胞学和亚细胞结构研究等，甚至包括蛋白质组学和基因组学等，它们都属于形态学科的范畴。功能称为机能学科，包括生理学、病理学、病理生理学、药理学、生物信息学等。这两个学科都已经发生过一系列重大的科学进步，从历年来的诺贝尔生理学或医学奖中可见一斑。

总之，筋膜学是在古典中医"整体观""系统观"的朴素哲学思想指导下，结合中医经典理论，在解剖学基础上，探索人体筋膜实质过程中逐渐形成并发展的创新性医学理论体系。目前，植根于中医学的筋膜学已突破了中医和西医的界限，既为传统的古典中医提供了现代科学理论的支持，也为西医提供了新的医学发展方向，聚合了中国古代文化智慧与现代医学研究成果，架起了中西医融合互通的桥梁。筋膜学是用现代科学语境对古典中医的完美诠释，是中华文明复兴、中医药贯彻实施"走出去"的重要抓手。筋膜学作为世界生命科学领域唯一由中国学者提出的原创性科学理论成果，将为中医学创新发展、让世界人民了解中医药对人类健康的伟大贡献而发挥积极的重要作用。

第二章 灸疗概述

第一节 灸疗的概念

灸疗是中医针灸疗法中的重要组成部分。灸法同针法一样，都是建立在中医脏腑、经络、腧穴理论基础上，利用艾叶等易燃材料或药物，点燃后在穴位上或患处进行烧灼或熏熨，借燃烧的温热性刺激及药物的药理作用，刺激腧穴来调整经络与脏腑的功能而起到防治疾病的作用，其临床适应范围非常广泛。由于灸法的刺激因素、作用方式、操作特点等与针法存在差异，其临床适用范围的选择就会有不同于针法的侧重。

第二节 灸疗发展史

灸疗是中医学中最古老的疗法之一。灸疗指利用艾绒作灸材，在腧穴或患处进行烧灼、熏烤，借其温热刺激及药理作用，温通气血，扶正祛邪，以防治疾病的一种外治方法。

灸疗的产生早于方药，就针灸而言，灸法可能更先于针法。关于灸疗的起源，虽然还缺少确实可靠的资料，但是目前多数学者认为，这一疗法的出现不会晚于原始社会。根据近代考古学研究证明，早在距今约 170 万年的元谋人时期，我们的祖先就已懂得用火；距今约 60 万年的北京人则已长期用火。灸，《说文解字》释为"灼也"，即是以火烧灼之意。先人们在用火过程中，可能因偶然被灼伤，却使身体另一部分的病痛得到意外减轻或痊愈，经过多次的重复体验，于是便主动以烧灼之法来治疗一些病痛，从而逐渐产生了灸疗。

一、春秋战国时期

关于灸疗的文献记载，可追溯到春秋战国时期。1973 年，湖南长沙马王堆三号汉墓出土的帛书《足臂十一脉灸经》和《阴阳十一脉灸经》，既是已知最早的关于经脉的专著，也是首次记载灸疗的医学典籍。其中提到的各种经脉病证以及心痛、瘙、癫狂、咳血、耳聋、产马（马刀，即瘰疬）、噎等急难病证，均可采取灸疗某穴其所属经脉之法进行治疗，还发现其中一些病证甚至"久（灸）几（既）息则病已矣"（《阴阳十一脉灸经》甲本）。与其同时出土的《五十二病方》和《脉法》，则详细记载了施灸的部位，如"久（灸）足中指""久（灸）

左胻”“阳上于环二寸而益为一久（灸）”等。

在同时代的不少非医学书籍中，也有不少关于灸疗的记述。《左传》中提到，公元前 581 年医缓给晋景公诊病时说过“攻之不可，达之不及”，其中“攻”字，一般认为应当作“灸疗”。非医药文献中最早提及“灸”字的，则见于《庄子·盗跖》篇：“丘所谓无病而自灸也。”在《孟子·离娄》篇中还提出了艾灸“今之欲王者，犹七年之病，求三年之艾也”。从上述可知，灸疗不仅在医学著作中已经作为一种重要疗法应用于临床，而且一些非医家在引喻射事时亦多用灸疗。这充分表明，在我国春秋战国时期，灸疗之法已经相当盛行了。

二、秦汉时期

秦汉时期是我国传统针灸医学的重要形成时期。成书于战国至秦汉时期的医学巨著《黄帝内经》，把灸疗作为一个重要的内容进行系统介绍，强调“针所不为，灸之所宜”（《灵枢·官能》），指出“灸焫者亦从北方来”，因为“北方者，……其地高陵居，风寒冰冽，其民乐野处而乳食，脏寒生满病，其治宜灸焫”（《素问·异法方宜论篇》），说明灸疗的产生与我国北方人的居住条件、生活习俗和发病特点有关。还提到灸的补泻之法：“以火补者，毋吹其火，须自灭也；以火泻者，疾吹其火，传其艾，须其火灭也。”（《灵枢·背俞》）最后指出艾灸之禁忌证为阴阳俱不足或阴阳俱盛者、阳盛亢热者及息积等。《黄帝内经》在一定程度上奠定了灸疗法的理论基础。

东汉张仲景所撰《伤寒杂病论》一书，其中《伤寒论》载灸疗 7 条，《金匮要略》2 条，重复出现的 2 条，实为 7 条，其对灸疗的应用和禁忌证有所发挥。在应用上，仲景指出灸疗宜于三阴经病，或于少阴病初起时。阳虚阴盛时，灸之以助阳抑阴；少阴下利呕吐，脉微细而涩时，升阳补阴。或厥阴病手足厥冷、脉促之证，灸之以通阳外达；脉微欲绝者，回阳救逆。灸疗的禁忌范围则包括太阳表证、阳实热盛、阴虚发热等。这些观点对后世医家产生了重要影响。

三、两晋唐宋时期

从两晋至唐宋，是我国针灸医学史上灸疗发展最重要的时期，主要表现在以下三方面。

1. 灸疗专著开始出现

我国历史上第一部灸疗专著是三国时期曹翕（曹操之子）所撰写的《曹氏灸方》，共有七卷，惜已佚。在敦煌遗书中，尚有我国首部人体穴位灸疗图谱《灸法图》和《灸经明堂》，其作者及成书年代虽难以确知，但据文体和内容来看，应为唐代或唐以前的作品。另有唐代崔知悌的《骨蒸病灸方》一卷，记载专病灸治经验，原书虽已佚，但尚收存于《外台秘要》及《苏沈良方》之中。另有《黄帝明堂灸经》，为唐代佚名氏撰，后由元代窦桂芳辑入《针灸四书》中。至宋代，灸疗专著更不断出现，如闻人耆年之《备急灸法》一卷，是我国首部灸治急性病证的专著；而庄绰所著的《灸膏肓俞穴法》一卷，则是防病保健灸法的专门典籍；另有西方子的《明堂灸经》八卷等。这些专著从不同角度记载和总结了这一时期医家的灸疗经验。

2. 灸疗在医籍中占据重要地位

在晋唐至宋代的一些重要医学著作和针灸书籍中，灸法都被作为重要内容所载入。晋代葛洪的《肘后备急方》，大量收集了当时及前人用之有效且简便易行的灸方，全书共 109 条针灸医方，灸方就占 94 条之多，书中首创隔物灸法，包括隔盐灸、隔蒜灸、川椒灸等。在病证救治上，《肘后备急方》载有救治卒死、尸厥、卒客忤死、霍乱、中风等 28 种急症的灸方 102 首。

晋隋时期的医家陈延之，是提倡灸疗的先驱之一，其所撰《小品方》（已佚）对灸疗也多有论述。他指出："夫针术须师乃行，其灸则凡人便施。为师解经者，针灸随手而行；非师所解文者，但依图详文由可灸；野间无图不解文者，但逐病所在便灸之，皆良法。"表明灸疗简便有效、易于推广。从散在于其他医籍的近 30 则陈氏灸方中可以看出，他主张取穴少而精，强调灸前刺去恶血，用灸壮数多达 50~100 壮，也有用随年壮者。特别是关于灸禁的问题，认为《黄帝内经》禁灸十八处并非绝对，并提出直接灸要"避其面目、四肢显露处，以疮瘢为害"等。其中不少观点，至今仍然可取。

唐代名医孙思邈，在其著作《备急千金要方》和《千金翼方》中，也载述了大量灸疗内容。并增加了多种隔物灸法，如隔豆豉饼灸、隔泥饼灸、隔附片灸及隔商陆饼灸等。在灸疗的治疗范围上也有较大的扩展，首先增加了灸疗防病的内容，如《备急千金要方·卷二十九》指出："凡入吴蜀地游官，体上常须三两处灸之，勿令疮暂瘥，则瘴疠温疟毒气不能着人也。"其次，灸治的病种较前代有所增加，特别是在热证用灸方面做了有益的探索，如热毒蕴结之痈肿，以灸疗使"火气流行"令其溃散；另如对黄疸、淋证等温热病及消渴、失精失血之阴虚内热病证等，均用灸疗取效。同时代的王焘，更是重灸轻针，提出灸为"医之大术，宜深体之。要中之要，无过此术"（《外台秘要·中风及诸风方一十四首》），在《外台秘要》一书中，于针灸治疗部分，几乎都用灸方。

宋代著名针灸学家王执中所撰《针灸资生经》一书，亦以灸法为主，并记载了灸劳法、灸痔法、灸肠风、灸发背、膏肓俞灸、小儿胎疝灸等灸治之法。书中还收录了不少本人或其亲属的灸疗治验，如"予尝患溏利，一夕灸三七壮，则次日不如厕，连数夕灸，则数日不如厕"（《针灸资生经·第三》）。另外，王执中对灸感流注也作了较深入的观察："他日心疼甚，急灸中管（脘）数壮，觉小腹两边有冷气自下而上，至灸处即散"（《针灸资生经·第四》）。宋代的《太平圣惠方》《普济本事方》以及《圣济总录》等重要医方书中，亦多收载有灸疗内容。如许叔微强调阴毒、阴证、阳微最宜用灸的观点，创隔巴豆灸、隔黄连灸，方法是"用津唾和成膏，填入脐心，以艾灸其上，腹中有声，其病去矣"（《普济本事方·卷九》）。由于直接灸法烧灼较为疼痛，使人临医畏灸，南宋窦材在其所撰之《扁鹊心书》中，首载"睡圣散"，于服后施灸，"即昏不知痛"（《扁鹊心书·卷上》）。

3. 灸疗应用的专业化和普及化

在唐宋时期，随着灸疗的专业化，出现了以施行灸疗为业的灸师。如唐代韩愈的《谴疟鬼》诗云"灸师施艾炷，酷若猎火围"（《昌黎先生集·卷七》），生动地绘制了大炷艾灼的场面。宋代张杲的《医说》中，也记载有灸师之称。除灸师专门掌握施灸技术外，鉴于当时盛行灸疗，非医者对灸疗也加以应用。《南史·齐本纪》载，有人自北方学得灸术，因治有效验，迅速推广，一时间都中大为盛行，被称之为圣火，甚至诏禁不止。《备急千金要方·卷二十九》中也提到："吴蜀多行灸疗。"表明此法在民间中已颇为普及，甚至有宋"太宗病亟，帝（指宋太祖）往视之，亲为灼艾"的记述。宋代苏东坡写有《灼艾帖》，李唐画有《灸艾图》，更证实了灸疗在唐宋之际流传甚广。

四、金元时期

金元时期，由于针法研究的崛起和针法应用的日益推广，灸法的发展受到一定限制。但以金元四大家为首的不少医家，在灸法的巩固和完善方面，仍作出了一些贡献。刘河间不囿于仲景热证忌灸之说，明确指出"骨热……灸百会、大椎"等灸法，并总结了引热外出、引热下行及泻督脉等诸种灸疗；罗天益则主张用灸疗温补中焦，多取气海、中脘、足三里三穴施灸，认为可"生发元气""滋荣百脉"等。

另如元代名医危亦林，在其所著《世医得效方》中载述刺灸治疗的 56 个病证中，灸疗约占十分之八，且多涉及各科急性热病、时令病及惊、厥、损伤等症。

在施灸方法方面，则不采用晋唐时期动辄百壮的做法，多数用七壮、二七壮、三五壮等，且常因病证、部位而用竹筋大、麦粒大、绿豆大、雀粪大，或灵活地"大小以意斟量"，以定艾炷之大小。这一时期的医家开始重视对灸后的护理，提出"以温汤浸手帕拭之""以柳枝煎汤洗后灸之"，以防止感染的方法。

五、明清时期

明清时期，是我国针灸医学从成熟逐步走向衰落的时期，但是灸疗法仍有一定的发展，具体表现在以下几方面。

1. 灸疗专著明显增多

明代是我国针灸史上重要的文献总结时期。据史料记载及现存的医籍统计，明代以前有关灸疗的专著相对较少。明清两代以清代专著较丰，著有《采艾编》、《太乙神针心法》、《采艾编翼》、《太乙神针附方》、《太乙离火感应神针》、《灸法篡要》、《太乙神针》（范毓䄖编）、《仙传神针》、《神灸经纶》、《太乙神针集解》、《传悟灵济录》、《卷怀灸镜》、《太乙神针》（松亭居士传）、《灸法秘传》、《灸法心传》、《太乙神针十六部》、《灸法集验》、《太乙神针》（作者不详，叶圭序跋）、《经验灸法独本》、《延寿针治病穴道图》、《灸法篡要》等。

此外，还有大量有关论述灸法的篇章，散在于明清两代的针灸著作或医籍中。如明代著名医家张景岳，在其所著的《类经图翼》卷十一中，专门辑录明以前几百个灸疗验方，涉及内、外、妇、儿各科几十种病证。明代著名的针灸学家杨继洲，也重视灸疗的研究和实践，强调针灸并重。《针灸大成》第九卷，论述灸疗凡四十一节，内容涉及广泛，有灸疗、取膏肓穴法、发灸疗及艾灸补泻等，以及灸治各种急、慢性疾病二十余种。

清代医家对我国灸疗法进一步进行了总结。现存灸疗文献中，较有代表性的即为清代文献。咸丰时的医家吴亦鼎所撰《神灸经纶》一书，在该书引言中指出"灸法亦与针并重，而其要在审穴，审得其穴，立可起死回生"，说明灸疗之重要。《神灸经纶》全面总结了清以前有关灸疗的理论和实践，并参合了不少作者本人的临床经验，是一本集大成的灸疗专著。清代廖润鸿的《针灸集成》也收载了大量灸疗的历代文献，并予以分类编排，如制艾法一节，就选录了《医学入门》《医方类聚》《和剂局方》等多种前人著作中的相关论述。对发灸疮法、疗灸疮法、调养法等都作了详细介绍。

2. 施灸方法不断革新

首先是对传统灸法的改革创新。明清两代医家在继承前人灸法的基础上，又进行了大胆改革与创新，发明了艾条灸、雷火神针、太乙神针、桃枝灸、桑枝灸、药锭灸等新的灸疗方法。值得一提的是艾条灸疗的创用。此法最早记载于明初朱权之所著《寿域神方·卷三》中，其云："用纸实卷艾，以纸隔之点穴，于隔纸上用力实按之，待腹内觉热，汗出即差。"这时的艾条灸还是属于实按灸，即艾条隔纸按压于穴位，隔纸仍为减少患者的痛楚，以后又改为悬灸法，即离开皮肤一定距离进行灸烤，这种方法既发挥了艾灸之长，又避免了烧灼之苦。艾条灸出现后，为提高疗效，医家又在艾绒内加入药物，制成卷状，用以灸疗。至嘉靖十八年（1539年），在《神农黄帝真传针灸图》一书中，首次提到了掺入药品的艾条灸疗，名为火雷针，后又命名为雷火针。雷火针后来又称为“雷火神针”。明代医著《本草纲目》中记载其艾灸的药物组成为“艾绒一两，沉香、乳香、茵陈、羌活、干姜、穿山甲各三钱，麝香少许”。这里所谓的针，其实是灸，因它操作之法类似针法——隔几层纸或布，实按在穴位上，所以名为“针”。艾条灸操作方便，痛苦较小，且可随意调节热力，故很快得以推广。除此之外，明代还记载有灯火灸，系指用灯草蘸油点燃直接烧灼穴区肌肤的一种灸疗；还有利用铜镜集聚“光作为施灸热源的”阳燧灸等。在施灸方法上，此时还出现一种叫“太乙神针”的掺药艾条灸疗，并有《太乙神针心法》（韩贻丰）、《太乙神针》（范毓裔编）等专著问世和流传。清代韩贻丰所著《太乙神针心法》一书，是在雷火针的基础上，加减了一些药物，称之为“太乙神针”，二者均用于风寒湿痹、寒性腹痛等证。其后，赵学创制“百发神针”，用于治疗偏正头风、漏肩风、鹤膝风、半身不遂、疝气等；“消癖神火针”用治偏食、消瘦、积聚痞块；“阴症散毒针”用治痈疽等病症。

其次是创制新的灸疗方法。除了以艾为主的施灸方法外，明清时期的医家还创制了其他灸法。如桃枝灸又名神火灸，其用法与“雷火神针”相似，即用桃枝蘸麻油点燃后吹灭，趁热垫棉纸三五层熨灸患处。《本草纲目》记载其用治心腹冷痛、风寒湿痹。桑枝灸又叫桑柴火、桑枝针，即用桑枝点燃后吹熄，用火头灸患处。自从隋代的《黄帝虾蟆经》主张“辨灸八木法”以来，医家灸病忌松、柏、枳、椐、榆、桑、枣、竹8种木火，认为此8种木火“皆伤血脉肌肉骨髓”。《外台秘要·卷十九》也明确指出：“凡八木之火，皆不可用也。”而明代医家却独取桑枝用于灸法，以祛风活络、通利关节。《医学入门》记载用其治发背不起，《本草纲目》记载用其治阴疮、瘰疬、流注、臁疮、顽疮等，《理瀹骈文》则记载用其治风痹。药锭灸则为清代独创的灸法。如清代名医叶天士不仅在温病学上成就显著，而且在针灸方面也颇有建树，“香硫饼灸”即为他所创。另外，还有《医宗金鉴》记载的“阳燧锭灸”，赵学敏所著《本草纲目拾遗》中记载的“硫朱灸”。这3种药锭在制法和功用上很相似，均以硫黄为主，配以麝香、朱砂以及其他药物而制成。与艾灸不同的是，艾火以其辛香走窜通行十二经，调理五脏六脏，偏于治内症；而药锭灸重用硫黄，火燃烟熏，以治外症为主，对于痈疽肿毒、跌仆损伤、风湿痹痛等病症又开拓了新的治疗方法。

另外，明清时期的医家开始注重使用灸疗器械。使用灸器施灸虽可追溯到晋唐，但或采用代用物而非专用灸器，或采用结构十分简单的器物如苇管等。至明清时期，逐步出现了专门制作的灸器。明代龚信在《古今医鉴》中记载以铜钱为灸器。清代李宗先在《针灸易学》中记载用泥钱作灸器；高文晋在《外科图说》中又作了进一步改进，使用灸板、灸罩；叶天士先是用面碗作灸器，以后制成了专用灸器——银灸盏等。现代用的温灸杯、温灸筒、温灸盒等均是在此基础上发展而来的。温灸器的使用与改革，使灸法更为安全、无痛，不会灼伤皮肤，尤其适用于老人、妇女、儿童、体弱者，成为病家更乐于接受的一种治疗方法。

明清时期，随着灸法日益走向民间，也使其获得不同程度的发展。赵学敏所撰《串雅外编》一书中，介绍了不少民间灸法，如鸡子灸，用"鸡子煮熟，对劈去黄，用半个合毒上，以艾灸"（《串雅外编·卷二》），另如碗灸、麻叶灸、桑木灸等，也是对灸疗的一种补充。

3. 隔物灸得到进一步广泛应用

明清以后，隔物灸有了更为显著的发展，此时期的医家又发明了大量的隔衬药物，使艾灸的治疗范围进一步扩大。

明代刘纯在《玉机微义》中指出，用隔葱灸治疗疝气；龚廷贤在《寿世保元》中记载用隔巴豆饼灸治心腹诸疾、泄泻、便秘；杨继洲在《针灸大成》则论述用此法治疗阴毒结胸；李时珍在《本草纲目》中记载用隔甘遂灸治二便不通；张介宾在《类经图翼》中记载用隔蟾灸治瘰疬；楼英在《医学纲目》中记载用隔苍术灸治耳暴聋；朱橚在《普济方》中记载用隔桃树皮、隔莨菪根灸、隔蚯蚓泥灸治瘰疬，用隔苦瓠灸治痈疽，用隔纸灸治咳痰喘、咯脓血；龚信在《古今医鉴》中记载用隔花椒饼灸治心腹胸腰背痛。

清代的顾世澄在《疡医大全》中记载用韭菜灸治疮疡；赵学敏在《串雅外编》中记载用隔土瓜灸治耳聋，隔鸡子灸治痈疽红肿无头，隔碗灸治乳痈；吴尚先在《理瀹骈文》中记载用隔槟榔灸治暴聋，隔核桃灸治风湿骨痛；窦梦麟在《疮疡经验全书》中记载用隔酱灸治脱肛；吴亦鼎在《神灸经纶》中记载用隔矾灸治痔瘘。

由此可见，明清两代医家在应用隔物灸时，所选择的间隔药物种类更加繁多，并由此进一步扩大了灸法的适应范围。

4. 将局麻药应用到灸法中

灸法古称灸焫，焫即点燃、焚烧之意，因施灸的材料多为艾叶，故常称为艾灸。古代灸法一般是采用将艾炷直接置于肌肤上点燃施灸的方法，故称直接灸。其又分为非化脓灸和化脓灸两种，化脓灸又称为瘢痕灸。古代医家认为灸疮化脓，方可治病愈疾，提高疗效。如《小品方》云："灸得脓坏，风寒乃出，不坏则病不除也。"《黄帝明堂灸经》云："凡着火疗病，历春夏秋冬不效者，灸炷虽然数足，得疮发脓坏所患即差；如不得疮发脓坏，其疾不愈。"直接灸、化脓灸虽具有很好的疗效，备受古人推崇，然而因其直接灼伤皮肉，疼痛剧烈，使患者难以接受。因此，宋代《扁鹊心书》提出："如癫狂之人不可灸，及膏粱之人、怕痛者，先服睡圣散，然后灸之。一服止可灸五十壮，醒后再服，再灸。"睡圣散是由八月采收的曼陀罗花和七月采收的火麻花，阴干后等份为末，用时取酒调服三钱即可。然而，这种在患者完全麻醉状态下的施灸，止痛效果固然可靠，但它需要等患者服药失去知觉时方能灸灼，非常不便，因而未能推广。

明代医家对此进行了进一步改革，采用了局部麻醉方法。龚信在《古今医鉴·卷十三》挑筋灸癖法中指出："用药制过纸擦之，使皮肉麻木，用艾灸一炷……制纸法：用花椒树上马蜂窝为末，用黄蜡末并蘸香油频擦纸，将此纸擦患处皮上，即麻木不知痛。"用花椒树上的马蜂窝是取两药的止痛作用。花椒辛温、有毒，具有止痛之功。据《中药大辞典》记载：花椒稀醇液有局部麻醉的作用。试验证明，用其进行表面麻醉，效力较丁卡因稍弱；用于浸润麻醉，效力强于普鲁卡因。马蜂窝，又名露蜂房，苦辛平、有毒，具有止痛作用。《中药大辞典》记载：蜂房煎水外用可消炎止痛。香油也有一定的止痛作用。诸药同用，制成药纸，擦拭皮肤，使局部皮肤麻木、不知疼痛，然后施针挑刺和艾灸。这种局部麻醉的方法，变内服为外用，较服用睡圣散有了很大改进，使麻醉更为简便、实用，且宜为病家所接受。

至清代中后期，由于统治者的偏见，灸疗法的发展受到了限制。清代后期的统治者认为"针刺火灸究非奉君之所宜"，清政府太医院等官方机构废止了针灸，导致整个针灸学衰落。但是，由于灸疗简便易行、安全效佳、经济实用，深受普通百姓的欢迎，故在民间仍广泛流行，这使得灸疗法不但得以保存，还得到了一定的发展。

六、中华人民共和国成立后

自20世纪50年代起，灸疗又开始引起医学界的注意，而且被用于治疗脾大、骨结核及药物毒性反应等多种病证。20世纪六七十年代，有关灸疗的临床报道急剧增加，据统计，这一时期单纯用灸法或以灸法为主治疗的病种多达100余种，而真正取得突破性进展的则是在近二十年。主要表现在以下几个方面。

1. 防治范围进一步扩大

灸疗防治范围的扩大，首先是防治病种的迅速增多，有关文献载述的用灸疗防治的各类病证超过200种，遍布于人体各个系统。其次是防治的病种已突破灸治的传统病证和一般常见病，并已开始应用于一些难治性疾病的治疗。以免疫系统疾病为例，桥本甲状腺炎是一种由自身异常免疫反应引起的甲状腺病，目前尚无有效疗法，用隔附子灸法治疗，不仅临床症状、体征明显改善，而且能明显调节机体免疫功能和甲状腺功能；又如硬皮病，属自身免疫性结缔组织疾患，应用隔附子饼灸后不仅症状减轻，且微循环障碍及免疫功能均得到明显改善。除此之外，灸疗尚被用于癌症、慢性溃疡性结肠炎、类风湿关节炎、精子减少症等多种西医疗效欠佳的疑难病证的治疗。

2. 临床观察日趋深入

临床观察的日益科学化、客观化，是近年灸疗法进展的又一特点。临床观察时，对一些主要病证往往采用大样本、多指标研究，以探求其治疗规律。近十年来，相关研究人员在临床和实验研究上做了大量工作，不仅观察到灸治后患者的收缩压、脉压显著增加，指尖温度上升，肛－指温度下降，外周毛细血管灌流改善等，还在动物实验上观察艾灸关元穴对失血性休克家犬的血流动力学和动脉血氧运输量的影响，从而对灸疗法有了更为全面和深刻的认识。另如，观察应用麦粒灸与隔附子饼灸治疗慢性乙型病毒性肝炎，通过多指标、大样本的反复研究，揭示出艾灸可有效调节此类患者的免疫系统功能，从而抑制 HBV 复制，减轻或修复肝细胞病理损害，促进病情改善。在辨证施灸治疗原发性高血压的过程中，通过系统观察发现，灸治 3 个月后的患者血压下降并保持相对稳定，全血黏度改善、纤维蛋白溶解系统恢复平衡，从而达到预防中风的目的。通过用隔药饼灸治疗慢性溃疡性结肠炎的动物实验研究发现，隔药饼灸可以抑制模型大鼠脾脏、结肠黏膜炎性细胞的基因表达，纠正异常的免疫功能，降低免疫细胞对炎症的反应性，从而有利于炎症的消除、组织的修复。正是通过这些大量而深入细致的研究工作，不仅肯定了灸法的确切效果，也在一定程度上总结和发现了灸治的临床规律，加强了灸疗补泻在临床上的运用。

3. 灸疗方法日益丰富

在灸疗法漫长的发展历史中，先辈们创制了数目众多的灸治之法，但由于多种原因，其中的不少灸疗法已湮没不彰。近几十年来，相关人员对灸疗法的研究主要做了两方面工作：一是继承发掘传统的行之有效的方法。如核桃壳灸和苇管灸，前者载于《理瀹骈文》，后者首见于《备急千金要方》，但古籍中的相关记述很少，近人亦未再有应用。近年来，通过对上述两法的发掘和改进，发现其对眼底疾病及面神经麻痹等，有较好的效果。此外，近年除了对古代中医灸疗法继承发掘外，还对民族医的灸疗法进行了验证和推广，如发现流行于广西壮族民间的药线灸，可用于治疗多种常见或疑难病证，并有很好的疗效。二是结合现代科技创制新的灸疗，如光灸、冷冻灸、电热灸、铝灸等。另外，在灸疗仪方面，近十年来也有较大进展，且大多已成为商品并应用于临床，如药灸器、中频灸疗仪、固定式艾条熏灸器、近红外灸疗仪、远红外灸疗仪等。

4.对灸疗机制的研究系统开展

近十年来，对灸疗机制的研究取得了长足进展，并获得了比较系统的结果。如在免疫系统方面，已证实艾灸对机体细胞免疫和体液免疫功能均有不同程度的影响，而且这种调节作用是双向的。在血液系统方面，通过动物实验和临床观察发现，灸疗后可增加白细胞和红细胞的数量，且对微循环功能、血液流变学和血液动力学均有明显的影响，还可缩短血液凝固时间、提高血小板减少症患者的血小板计数。在对代谢作用的影响方面，经动物实验发现，艾灸对注入大量氢化可的松所致的核酸和蛋白质代谢混乱有改善作用，还可抑制脂肪变性的进程及调节微量元素的代谢等。

第三节　灸疗的理论基础

灸疗是我国古代劳动人民在长期的劳动生活中总结出来的一种独特的治病方法。其理论体系经历代医家不断丰富完善，并在相关灸学理论指导下，临床应用的范围得到了很大扩展。其理论体系涵盖了灸法的特色，施灸材料，分类，灸感、灸量与补泻，功效及临床应用等方面。

一、灸疗的特色

1.常用于治疗寒、痰、虚、瘀类病证和预防保健

灸疗可应用于寒、热、虚、实多种类型的疾病，临床治疗范围比较广泛。由于灸疗对腧穴或患处产生温热刺激，被认为温补作用优于针法。

2.有特殊功效，可补针、药之不足

《黄帝内经》谓"针所不为，灸之所宜"，《医学入门》谓"药之不及，针之不到，必须灸之"，表明许多疾病在针刺或中药治疗无效或效果不明显时，可以通过灸法取得较好疗效。针法、灸法和中药疗法，各具特点，又各有治疗局限，因此三者常配合使用以治疗相关病证。例如，临床上采用灸法配合针刺，治疗风湿性关节炎、类风湿关节炎、肩周炎、慢性支气管炎、支气管哮喘等，常取得显著疗效。

3.易被患者接受，便于民众自我治疗

除了瘢痕灸（化脓灸）以外，其他多数灸法均无痛苦，不会使患者产生畏惧感，容易被大众接受。灸法操作通常较简便，便于患者在医生的指导下进行自我治疗，有利于常见病的家庭保健和治疗。

二、灸疗的施灸材料

灸疗所用的燃烧材料，古今均以艾叶加工制成的艾绒为主，但也可见根据不同病症采用其他施灸材料。

除了艾绒，还可以采用其他物质作为施灸材料，包括一些天然的易燃物质如灯心草、桑枝、桃枝、硫黄、竹茹等；特制的灸材如药锭、药捻及黄蜡等。还有一些刺激性较强的药物，如毛茛、斑蝥、白芥子等，常作为天灸的材料，其灸法更多涉及穴位敷贴法。尚有一些药物可作为辅助灸材，如生姜、大蒜、附子、豆豉及食盐等。

三、灸疗的分类

灸疗的种类十分丰富，根据施灸材料可分为艾灸法和非艾灸法两大类。凡是以艾叶为主要施灸材料的属于艾灸法，艾灸法是灸法的主体，临床应用最广泛。根据其操作方法的差异，又可分为艾炷灸、艾条灸、温针灸和温灸器灸，以及一些特殊的灸法，临床上以艾炷灸和艾条灸最为常用。艾炷灸根据艾炷是否直接接触皮肤的不同，又可以分为直接灸和间接灸两种。非艾灸法包括灯火灸、黄蜡灸、药锭灸、药捻灸、药线灸、药笔灸等。灸疗分类可见下图（图2-1）。

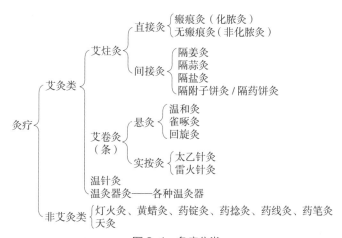

图 2-1 灸疗分类

四、灸感、灸量与补泻

1.灸感

灸感，一般是指施灸时患者的自我感受。同针感一样，灸感既有施灸部位的局部感觉，也有向远处传导或循经感传的感觉。在局部感觉中，化脓灸局部为烧灼疼痛的感觉，其他多数灸法多为温热或微有灼痛的感觉。

灸感的出现及不同的表现方式与多方面因素有关，如施灸的方法、刺激程度、病情、体质，以及对热刺激的敏感度等。一般而言，施灸方法与刺激程度的不同，是产生灸感强弱的重要因素，但即使同样的施灸方法与刺激程度，由于病情、体质和对热刺激的敏感度不同会有不同的灸感出现。近年来的研究表明，凡是在施灸中，能够出现透热、扩热、传热、循经感传、局部不热或微热而远部较热等灸感者，多属于对灸法的热刺激较为敏感者，其灸疗的效果也好。

2. 灸量

灸量，即施灸的剂量，是指施灸时灸火燃烧后在皮肤上所产生的刺激强度，而刺激的强度等于施灸时间与施灸程度的总和。灸量与疗效密切相关，达到一定的灸量就会产生一定的灸效。

灸量的掌握要按照年龄大小、病情轻重、体质、施灸部位等综合因素来确定。小儿、青少年灸量宜小，中老年人灸量宜大；病轻者宜小，病重者宜大；体质强壮者，每次灸量可大，但累计灸量宜小；身体虚弱甚者，每次灸量宜小，但累计灸量宜大；头面、四肢、胸背等皮薄肌少处，灸炷均不宜大而多；腰腹、臀、四肢等肌肉丰厚处，不妨大炷多壮。若治初感风寒等邪气轻浅之证，或上实下虚之疾，欲解表通阳、祛散外邪，或引导气血下行时，不过三、五、七壮已足，炷亦不宜过大；但对沉寒痼冷、元气将脱等证，须扶助阳气、温散寒凝时，则须大炷多壮，尤其对危重症，甚至不计壮数，以灸至阳回脉复为度。古代文献中"灸百壮"的记载，是指多次灸治的累计数。

施灸疗程的长短是灸疗量的另一个方面，可根据病情灵活掌握。急性病疗程较短，一般灸治 1~2 次即可；慢性病疗程较长，可灸治数月至一年以上。初灸时，通常每日 1 次，3 次后改为 2~3 日 1 次。急性病可每日灸 2~3 次，慢性病需长期灸治者，可隔 2~3 日灸 1 次。

3. 补泻

灸法也有"补泻"之说。《灵枢·背俞》说："气盛则泻之，虚则补之。以火补者，毋吹其火，须自灭也；以火泻者，疾吹其火，传其艾，须其火灭也。"即艾炷直接灸的补法是点燃艾炷后，不吹其火，待其慢慢燃烧而自灭；泻法是点燃艾炷后，以口速吹旺其火，快燃速灭。表明补法是火力温和、时间长，能使真气聚而不散；泻法是火力较猛而时间短，能促使邪气消散。

其他灸法虽没有提出过补泻的方法，但可根据施灸时灸火的温和与猛烈、时间的长与短来掌握。具体运用时，还须根据患者的具体情况，结合灸治的部位、穴位的性能、患者的体质和年龄等灵活应用。

五、灸疗的功效与临床应用

1. 灸疗的功效

灸疗具有以下作用：温经散寒、活血通痹；疏风解表、温中散寒；温阳补虚、回阳固脱；行气活血、消瘀散结；降逆下气、通畅气机；开放腠理、引热外行；防病保健、延年益寿（在下节中详细论述）。

2. 灸疗的临床应用

灸疗的应用范围非常广泛，既可治疗经络、体表的病症，也可以治疗脏腑的病症；既可以治疗多种慢性病症，又可以治疗一些急症、危重病症；既能治疗多种虚寒证，也可以治疗某些实热证。灸疗可治疗临床上绝大多数病症，尤其对风寒湿痹、寒痰喘咳、肩凝症，以及脏腑虚寒、元阳虚损引起的各种病症，疗效较好。

此外，灸疗还需要注意施灸的体位，要兼顾患者的舒适度和方便医师操作。施灸的顺序一般是先灸上部，后灸下部；先灸背、腰部，后灸腹部；先灸头部，后灸四肢。相应部位的禁灸、慎灸也需重视，例如，颜面部、心前区、体表大血管部和关节肌腱部，妇女妊娠期腰骶部和小腹部禁用瘢痕灸，其中孕妇采用其他灸法也不宜灸量过重；对昏迷、肢体麻木不仁及感觉迟钝的患者，勿灸过量，以避免烧伤。如灸后起疱，小者可自行吸收，大者可用消毒针穿破，放出液体，敷以干燥的消毒纱布，防止感染。施灸过程中，室内应保持良好的通风，并防止灸火烫伤患者、烧毁衣物。施灸完毕，必须把艾火彻底熄灭，以防火灾。

第四节　灸疗的特点与功效

早在《内经》中就有关于灸疗的较多论述，如《灵枢·官能》云："针所不为，灸之所宜。""阴阳皆虚，火自当之……经陷下者，火则当之。经络坚紧，火所治之。"灸疗法具有效果明显、简便易行、经济实用的特点。且其功效和适应证与针刺、药物一样都是十分广泛的，内、外、妇、儿各科急、慢性病，不论寒热、虚寒、表里、阴阳都有灸法的适应证，目前临床上以治疗寒证、慢性病及一切阳虚久病者为多，功效归纳起来主要有以下几个方面。

一、温经散寒，活血通痹

灸火的温和热力具有温通经络、驱寒散邪的功用。《素问·异法方宜论篇》云："脏寒生满病，其治宜灸焫。"说明灸法更适合治疗寒性病证。临床上用于治疗寒凝血滞，经络痹阻引起的各种病证，如风寒湿痹、痛经、经闭、寒疝腹痛等证。

二、疏风解表，温中散寒

灸火具有疏风解表、温中散寒的功效，临床用于治疗感受外邪表证及中焦虚寒性呕吐、腹痛、泻痢等证。

三、温阳补虚，回阳固脱

灸法具有扶助阳气、举陷固脱的功能。《扁鹊心书·住世之法》记载："真阳壮则人强，真气虚则人病，真气脱则人死。保命之法，灼艾第一。"说明阳气下陷或欲脱之危证，可用灸法。临床上用于治疗脱证和中气不足、阳气下陷而引起的遗尿、脱肛、阴挺、崩漏、带下、久泻久痢等病证。

四、行气活血，消瘀散结

灸法具有行气活血、消瘀散结等作用。《灵枢·刺节真邪》云："脉中之血，凝而留止，弗之火调，弗能取之。"气为血帅，血随气行，气得温则行，气行则血亦行。灸疗能使气机通调，营卫和畅，故瘀结自散。所以，临床常用于治疗气血凝滞之疾，如乳痈初起、瘰疬、瘿瘤等病证。

五、降逆下气，通畅气机

灸疗法可降逆下气、通畅气机，用于治疗气逆上冲的病证，如脚气冲心、肝阳上升之证可灸涌泉。

六、开放腠理，引热外行

艾火的温热能使皮肤腠理开放，毛窍通畅，使热有去路，从而引热外行。《医学入门·针灸》云："热者灸之，引郁热之气外发。"故临床上可用灸法治疗疔肿、带状疱疹、丹毒、甲沟炎等某些实热病证。对阴虚发热，也可使用灸法，但要注意灸量不宜过大。如选用膏肓、四花穴等治疗骨蒸潮热、虚痨咳喘。

七、防病保健，延年益寿

灸法可激发人体正气，增强抗病能力。未病施灸有防病保健、延年益寿的作用，古人称之为"逆灸"，现称之为"保健灸"。《扁鹊心书·须识扶阳》说："人于无病时，常灸关元、气海、命门、中脘……虽未得生长，亦可保百余年寿矣。"《备急千金要方·灸例》也记载："凡入吴蜀地游官，体上常须三两处灸之，勿令疮皆瘥，则瘴疠瘟疟毒气不能着人也。"《医说·针灸》提出的"要想身体安，三里莫要干"，更说明常灸强壮保健要穴，能够强身健体，抵御外邪。

第三章　筋膜学与中医学

第一节　中医理论的筋膜学阐释

一、经络

全身的非特异性结缔组织支架为中医经络的解剖学基础。中医学理论认为经络将人体各部组织器官联系成一个有机的整体，借以运行精、气、血、津液输布全身，使人体各部的功能活动得以保持协调和相对平衡。而形态学描述（即筋膜的解剖学描述）人体结缔组织广泛分布到人体的各个部位，形成一个完整的结缔组织支架，人体器官均被结缔组织所包绕，不但包绕器官的表面还深入到所有器官的内部形成器官的间隔。

二、穴位

根据筋膜学理论，穴位是在人体筋膜结缔组织聚集处，能在刺激（针刺）过程中产生较强生物学信息（神经、淋巴、交感）的部位。人体筋膜支架遍布全身表层并深入组织器官之间形成间隔、间膜、被膜及各种外膜等。因此从筋膜学角度——人体刺激部位（穴位）与非穴位的区别只有信息量的区别而没有质的区别。腧穴理论认为，腧穴是人体脏腑经络之气血汇注、出入、转输分流的部位，也是针灸治疗的场所。腧穴可分为十四经穴、经外奇穴、阿是穴，也就是说人体各部均有穴位。

三、阴阳

根据两系统理论，人体是由尚未分化的非特异性结缔组织（筋膜）支架构成的支持与储备系统，和被该支架支持和包容的功能细胞构成的功能系统共同组成。可以认为支持与储备系统相当于人体的"阴"，被该支架包绕和支持的各种功能细胞称之为"阳"。二者之间的关系犹如阴阳学说中的阴与阳，既相互促进又相互制约，从而达到平衡。

四、五行

水、木、火、土、金的循环相对于五脏的肾、肝、心、脾、肺。可试用筋膜学提出的循环再生模式（横向研究）进行初步解释，比如人体所有组织均起源于一个受精卵，到了成体就是分化到结缔组织中的干细胞，因此干细胞可以和中医肾的概念相类比。干细胞分化成各种功能细胞，肝脏的细胞是人体代谢最旺盛的细胞，通常我们把它比做人体的化工厂，以合成各种营养物质和解毒，因此就需要大量的细胞支持其更新以分化成新的功能旺盛的细胞，所以说水生木，或肾生肝有一定道理。肝脏合成的各种营养物质通过心输送到全身，并在体液激素的调节下促使各种功能细胞维持其特有的功能状态，中医称之为"火"。各种功能细胞完成其功能以后会老化、死亡、崩解和被清除，这些清除物最终要被脾脏加工，再加上来自消化道的营养物质，一起运输形成人体物质摄取的过程。这些营养物质经过加工处理再进入机体循坏，为干细胞的增殖分化提供物质基础。这样解释也许不够全面和有一些牵强，但也不失为一种研究和理解中医理念的思路。至于五行之间的相"克"、相"侮"等理念只有在充分理解中医观察人体功能的过程才能给予一定的诠释。

通过十几年的研究和一直以来对中医基础科学问题的关注，对中医界层出不穷的新疗法、新研究结果的综合分析，借助国家数字人研究计划的启动，研究人员有机会用数字化人体这一有利的手段对中医的科学问题——经络的解剖学实质进行有效的研究。参考中医书籍对中医穴位和经络数目的记载，使研究人员可能跳出十二经络和国标 361 个穴位的局限，将建模设置到全身的结缔组织，构建出全身的结缔组织支架，通过对这一支架的发育生物学和生物进化演化的追溯到单胚层生物的基本结构，从而认识到生物从单胚层、两胚层、三胚层，一直到人体均是由两个基本部分构成，从而提出了人体结构的两系统理论，以及与其相对应的筋膜学研究领域。并从筋膜学的角度设计了一系列的研究，进一步确认两系统理论可以作为从生物医学角度研究中医各种疗法的基本科学理论，也同时提出了以生物医学研究从维持生物生命周期延长的研究轴线。从而提出了人体生物学研究的三维研究模式。从三维的角度，尤其是从筋膜学角度研究人体的各种生命现象和疾病的发生机制以及疾病治疗手段，从中得到很多新的启示，为中医的一些特色疗法进行生物学研究和针对性设计提供了新的思路。

根据筋膜学对人体结构的理解，人体是由功能系统和支持与储备系统所构成。功能系统通过各种功能细胞构成各个系统的功能器官，完成并维持机体的各种活动；支持与储备系统为这些功能细胞提供支持，并为这些细胞的更新、修复提供细胞储备源，对这些细胞的功能活动进行调控。如果将这两个大系统比作土地与植物，那么现代医学与中医学在对人体的生命活动进行干预的过程各有侧重：现代医学侧重于不同功能细胞的更新、修复和代谢异常所导致的形态与功能障碍（植物的表象）。现代医学针对这些异常，研究病变的部位和病因（病原），治疗干预多采取外科切除或修复，清除病原（杀菌、杀虫、抗病毒等）

和对症处理。中医学多侧重于对支持与储备系统的功能进行干预，改善机体的内部环境（土地）、刺激储备系统，以增强机体的自身修复、更新能力，对病变部位进行修复，常用的干预方式主要是物理刺激和中药汤剂。

第二节　经络理论的筋膜学阐释

经络理论是整个中医理论的基础与核心，从现代生物学的角度揭示经络实质是中医理论科学化的关键，寻找人体经络的解剖学依据则是五十多年来科学界锲而不舍的基本目标。人体筋膜支架是经络的解剖学基础，其中"穴位"是富含能产生较强生物信息的神经感受器和活性细胞的结缔组织聚集处，"经脉"则为"穴位"间具有解剖学结构相连或神经传入接近的筋膜结构。由于筋膜遍布人体的各个部位，所以可以认为，古代医书所记载的穴位与非穴位之间只有产生生物信息量的差异而无质的区别。

一、从筋膜学分析经络的概念

经络是运行气血的通道，联系全身的网络。经络内联脏腑、外络肢节，沟通内外、贯穿上下。这个概念有两方面的含义：其一，经络联系全身上下。经络的分布与筋膜结缔组织系统的形态分布高度一致，全身结缔组织广泛分布到人体的各个部位，外至皮肤、内至脏器，形成一个完整的结缔组织支架，不但包绕器官的表面，还深入到所有器官的内部，形成器官的被膜、间隔和内膜。《灵枢·经脉》指出："经脉十二者，伏行分肉之间，深而不见。"张介宾注："分肉，言肉中之分理也。""大肉深处，各有分理，是谓分肉间也。"这也是解剖学疏松结缔组织对肌肉外膜束膜和内膜的描述。其二，经络运行气血。那么，筋膜结缔组织是否也具有这种功能呢？西医学对结缔组织的研究已经明确，所有营养功能细胞的血管、神经、淋巴管均位于结缔组织内。结缔组织有着分隔、固定和支撑，监测机体内环境变化，促进组织细胞修复和再生，调节组织细胞代谢，清除损伤老化的组织细胞，提供营养成分以稳定细胞活动内环境等功能。这些功能概括起来，具备了中医学中气血的功能特点。中医学认为"气"具有推动、温煦、防御、固摄、气化和营养作用；"血"则能够濡养滋润全身脏腑组织，并为神志活动的主要物质基础。筋膜结缔组织的功能描述与"气""血"的功能描述非常类似。"运行"这个概念，可理解成向一定方向转化。那么，筋膜结缔组织系统促进成体干细胞向定向干细胞分化、定向干细胞向功能细胞分化，这也是一个定向的转化。这个联系或许有些牵强，但其宗旨在于提出思路，进行启发。

经络由经脉和络脉组成，经脉又进一步分为十二经脉和奇经八脉，以及附属于十二经脉的十二经别、十二经筋、十二皮部，而络脉又分为十五络脉和孙络、浮络。这也就是说，经络由主要的"干道"（经脉）和"分支"（络脉）组成，即经络系统有着大小、粗细、深浅等不同的"形态"基础。这和结缔组织的形态结构高度相关，结缔组织也同样有着大小不同的形态分布。经络系统存在着相对的"形态"和功能类别，有着重运行气血的，有着重网络全身的；有主要分布在皮肤的，有主要结聚于筋肉关节的，有主要深入体腔与脏腑发生联系的。这些性质与筋膜结缔组织的形态和分布高度相关。结缔组织分为真皮层致密结缔组织、皮下疏松结缔组织层、肌间隔疏松结缔组织、神经血管束周围结缔组织以及器官门和被膜结缔组织。按照经膜学理论，初步假设，十二皮部、孙络、浮络与真皮层致密结缔组织、皮下疏松结缔组织层相对相关；十二经脉、十五络脉与肌间隔疏松结缔组织、神经血管束周围结缔组织相对相关；奇经八脉、十二经别与肌间隔疏松结缔组织、器官门和被膜结缔组织相对相关。

二、从筋膜学分析经络系统的功能作用

上述研究和假说，证实或关注了经络、穴位和结缔组织之间的联系。但是这些研究中的结缔组织，多以物质基础的形式出现。筋膜学是建立在以结缔组织为基础上的，结合发育生物学理论，可以认为在生物内部始终存在一个由细胞外液－间充质－筋膜结缔组织构成的支架，对组织细胞生命和功能状态进行监测和调控，维持机体内环境稳定的支持与储备系统。在高等动物（包括人类），解剖学的研究范围为分布到除中枢神经系统以外的，各种组织器官筋膜结缔组织。我们不妨将筋膜系统的功能与经络的生理功能联系在一起进行讨论。

经络的生理功能包括以下三方面：①联络脏腑，沟通肢窍。经络中的经脉、经别、奇经八脉、十五络脉，纵横交错、入里出表、通达上下，联系了人体各脏腑组织；经筋、皮部联系了肢体筋肉皮肤，加之浮络和孙络，形成了一个统一的整体。结缔组织支架对全身脏器的联系，则毋庸赘述。②运行气血，濡养周身。气血是人体生命活动的物质基础，经络是人体气血运行的通路，能将营养物质输布全身各组织脏器，从而完成调和五脏六腑的生理功能。筋膜学认为，筋膜结缔组织中所含的丰富的毛细血管，为各种器官的细胞代谢提供了所必需的营养成分，并提供了保持器官细胞活动的内环境。筋膜结缔组织还能调节组织细胞的代谢。结缔组织含有交感和副交感神经末梢，作用于功能细胞所附着的毛细血管，可改变局部的血液供应，为功能细胞的活动提供充足的营养物质。同时交感、副交感神经的兴奋产生的神经介质，可直接作用于功能细胞（如交感神经可促进细胞的分裂和增殖，副交感神经可促进细胞的分泌和蠕动）。③

抗御外邪，保卫机体。经络"行气血而营阴阳"。当外邪侵犯机体时，卫气首当其冲发挥抗御外邪、保卫机体的屏障作用。筋膜学理论指出，通过遍布筋膜结缔组织中的感觉神经，包括意识性和非意识性、内脏神经和躯体神经，感受各种物理和化学刺激，以监测机体内环境的变化；通过筋膜结缔组织中的各种炎症细胞和免疫识别细胞，监测机体细胞生命状态的改变，如细胞的变异、突变、损伤、衰老；结缔组织中存在大量的毛细淋巴管和巨噬细胞，能清除损伤或衰老的功能细胞；同时，还能在局部细胞再生因子和神经递质、内分泌激素的共同作用下，促进未分化间充质细胞向功能细胞分化，促进组织细胞的修复和再生。

三、经络的实质在筋膜

筋膜在血管的外层形成血管外膜，由绝大多数纵向排列的成纤维细胞和纤维成分所构成，这一层伴随有血管的疏松结缔组织逐渐结合在一起。静脉壁的平滑肌和弹性纤维组织不及动脉丰富，但结缔组织成分较多，所以结缔组织与血管关系密切。许多医学工作者都发现经脉线上的血管分布十分丰富，十二经脉上的 309 个穴位中，穴位旁有动脉和静脉干的 262 个，占 84.36%。用免疫组化荧光方法研究人和动物的内脏器官（心、胃、肝、膀胱等）和躯体浅、深结缔组织中结构的相关资料，都表明小血管周围分布有肾上腺素能和胆碱能神经末梢。它们分布在小动脉、细小动脉和毛细血管前动脉这些阻力血管上，而不分布到容量血管上。在小血管壁上的这些神经末梢，绝大部分属于交感节后纤维。

"经络的实质是什么？"这一问题一直是困扰国内外生物医学界的一个难题，也是我国生命科学和医学界迫切需要解决的一个重要学术问题。过去人们曾试图从各种不同角度对其进行研究，有关经络实质的假说和理论层出不穷，但迄今仍未获得突破性进展。随着现代生命科学与医学科学的发展，这个问题已经成为生命科学与医学研究领域的一个新的前沿问题。回顾对经络本质的研究经历，可以看到最初的解剖学（曾有人将淋巴血管系统误认为经络）、组织学（包括对不同穴位点的组织细胞学观察）、神经生理学（从神经通路追踪和电信号的传导）和分子生物学（包括 P 物质）及细胞信号转导（Ca^{2+} 载体的研究）等诸多研究。纵观整个有关经络本质研究的轨迹，表现为从粗到细、从宏观到微观的发展趋势；研究的另一个特点，是所提出的每一种学说都能解释经络的一部分现象，而未能触及经络的本质。

迄今为止，人类对经络的认识还远远落后于临床实践。根据针灸医学的原理、经络的现代研究和虚拟人三维重建的研究结果，结合发育生物学研究的理论回顾，研究人员提出人体构成的两系统理论及其研究领域——筋膜学的新学说。即中胚层的间充质细胞分化形成泌尿系统、生殖系统等功能系统以后，所剩余的未分化部分发育为筋膜（或称成体间充质），在生物体内构成一个新的功能系统，该系统的细胞学组成为以结缔组织中的活性细胞（间充质细胞、肥大细胞、巨噬细胞、浆细胞、粒细胞、成纤维细胞等）为基础；组织学构成为结缔组织；解剖学结构为全身的筋膜支架。该系统通过神经反射调节、神经内分泌调节、神经免疫调节等环节对机体的功能状况、组织修复、细胞活性进行调节，从而维持机体内环境的稳定，这也是经络实质在人体形态上的具体体现。

第三节　腧穴理论的筋膜学阐释

一、从筋膜学分析腧穴的概念

腧穴是人体脏腑经络之气输注于体表的部位。人体的腧穴，既是疾病的反应点，又是针灸的施术部位。把经络实质和筋膜学进行比较联系，发现以下共通之处。《素问·气穴论篇》中用"溪谷"描述穴位的所在，"肉之大会为谷""肉之小会为溪"。近年来的研究也发现，经穴的分布与筋膜结缔组织高度相关：四肢和躯干经穴大多数定位于肌间隔疏松结缔组织聚集处（少数定位于神经血管束结缔组织和器官上的结缔组织），头颅部经穴多数定位于神经末梢分布的真皮层致密结缔组织层和皮下疏松结缔组织层，颈根部和面部经穴定位于肌间隔疏松结缔组织聚集处。由此推测，穴位的物质基础为筋膜结缔组织以及其中的血管、神经和K^+、Ca^{2+}等离子富集区。

腧穴中有一类特定穴，如描述经脉之气血流注状态的井、荥、输、经、合五输穴，在手足肘膝以下从远心端向近心端排列。研究人员推想它和结缔组织的由小到大、由下到上的不断分割、包绕有关。又如，气、血、筋、脉、骨、髓、脏、腑之气所聚会的八会穴，脏腑原气输注、经过和留止的原穴，各经经气深聚的郄穴，六腑之气下合于足三阳经的下合穴，脏腑之气输注、汇聚于背腰部的背俞穴和胸腹部的募穴，均与结缔组织所支持、联系的不同脏器、血管、神经相关。筋膜理论对腧穴的诠释为信息聚集和传递的中心。筋膜结缔组织遍布全身，并不是说穴位遍布全身。腧穴要发生作用，与该腧穴（该腧穴所处之筋膜结缔组织）所受到的刺激（比如针刺）量有关系。透过筋膜学理论，可以认为腧穴的数量不定，其多少与刺激量呈正相关。某一个点，刺激量小，就没有相应的腧穴效应，当刺激量足够大时，就会产生相应的效应。基于此，对于穴与非穴的界定也是基于刺激量的大小。

二、从筋膜学阐释腧穴的作用机制

筋膜学认为，针刺或按摩等方法刺激腧穴时，对局部结缔组织产生一定牵拉作用，表皮、骨膜、韧带、肌肉、关节等穴区局部都会产生牵拉效应。后者进一步扭动，挤压毛细淋巴管、毛细血管，促进淋巴液、血液回流，也可通过皮神经兴奋启动神经信号的传送，产生神经冲动。穴位功能的发挥与体液流动之间的关系已有研究。另有研究表明，局部筋膜的切断，能显著减弱穴位对其内在脏腑的影响，如曲池穴对大肠蠕动功能的影响和委中穴对膀胱排尿功能的影响都有明显减弱。结合筋膜学内涵和发育生物学理论，还认为穴位对脏器的作用与三胚层分化有关。哺乳动物，包括人类，其外胚层进化为表皮、感官和中枢神经，内胚层进化为消化和呼吸系统上皮，中胚层进化为运动系统、脉管系、免疫系统以及泌尿和生殖系统。中胚层大量未分化的间充质成分，则形成了遍布全身的筋膜结缔组织，构成支持除中枢神经系统以外的功能组织细胞的结缔组织支架——筋膜。刺激穴位产生的功效，与"穴位—筋膜—三胚层—脏器"等环节有关。第三，筋膜学说认为腧穴是通过筋膜结缔组织系统发挥作用的。筋膜系统，即支持与储备系统，能使生物个体保持稳定的内环境，并对功能细胞不断地进行更新和修复，从而使生物个体具有较长的生命周期。

支持与储备系统主要涉及以下四方面：脊神经反射调节、神经内分泌调节、淋巴自体免疫调控和组织器官修复再生。前两个方面在以往的研究中涉及较多，主要的研究结论：①神经反射调控是指通过感觉神经脊神经节进入脊髓后角，然后通过中间神经或直接作用于脊髓前角运动神经元和感觉中间神经元，提高这两种神经元的兴奋阈值，可起到解痉和镇痛的作用。穴位的针灸刺激影响脊髓反射，阻止病理性痛觉信息的传导，实现镇痛和解痉。②神经内分泌调控是指感觉神经冲动，经脊髓皮质束达丘脑，向大脑皮层、边缘系统及皮层下结构发出冲动，再反馈至丘脑，向丘脑发出冲动。阻断上行伤害刺激向皮层传导，丘脑下部发出冲动，激发下丘脑分泌各种调节激素，调节交感、副交感神经的兴奋性。穴位的针灸刺激通过神经内分泌调节，提高整个机体的应激性。但是，关于针灸刺激对淋巴自体免疫调控和机体组织器官修复再生机制的影响还没有深入。淋巴自体免疫调控是指机体细胞碎片及大分子物质，进入筋膜毛细淋巴管、淋巴管进入中枢淋巴器官，激活特异免疫反应，通过体液和细胞免疫反应清除坏死细胞。可以进一步推测，灸疗腧穴可以促进筋膜毛细淋巴管对机体细胞碎片及大分子物质的识别和运输。机体组织器官修复再生是指干细胞的定向分化，进而修复损伤脏器细胞。探索灸疗作用对正常筋膜组织中的成体干细胞向定向干细胞分化、定向干细胞向功能细胞分化的促进，功能细胞的修复，器官功能的改善，可以阐释腧穴治疗器官功能障碍性疾病的机制。例如对肥胖症的治疗，就是通过直接刺激皮下筋膜组织，促进脂肪细胞转化为疏松结缔组织。再如肾衰竭，其基本病理表现是肾小球上皮和肾小管上皮的缺失和功能障碍。那么，有针对性地刺激肾筋膜，促进筋膜干细胞向定向干细胞转化，再向上皮细胞转化，有可能是一种不错的灸疗干预思路。

第四节　经筋及膜原实质的筋膜学阐释

经筋与膜原同属于中医学形态学概念，具有实际的解剖学基础。这两个概念虽同出于《内经》，但是相对于经络气血而言，后世医家对经筋与膜原的研究明显不足，即使在当前，这方面的研究也仍然十分薄弱。从筋膜学角度解释这两个概念，若经络是全身非特异性结缔组织支架，经筋就是运动系统的结缔组织支架，膜原就是内脏的结缔组织支架。

一、经筋与膜原的基本概念

经筋概念首见于《灵枢·经筋》，后世医家对经筋的研究多据此发挥。在《内经》中，"经"与"筋"联用仅见于本篇，而"筋"的概念则广泛散见于各篇。按《说文解字》，"筋"为"肉之力也"。《素问·痿论篇》称"宗筋主束骨而利关节也"，结合其他篇章的论述，"筋"是"五体"之一，由肝所主。因此"筋"在《内经》中是一个非常广义的概念，"经筋"则是"筋"的下位概念。薛立功认为"先贤以十二正经为纲，沿经脉分布对诸筋进行描述和概括，故称之'经筋'"。冯广扬等也认为"古人以十二经筋总括全身之筋"。根据这种观点，"经筋"在实质上等同于"筋"，仅是强调了从经脉角度对筋的分类与概括。

膜原的概念亦首见于《内经》，在其《疟论篇》《岁露论篇》《举痛论篇》和《百病始生篇》四篇文献中均有涉及。张景岳认为"盖膜犹幕也""幕，音暮，按《举痛论》及全元起本俱作'膜原'"。丹波元简认为"膜本取义于帷幕之幕，膜间薄皮，遮隔浊气者，犹幕之在上，故谓之幕，因从肉作膜，其作募者，幕之讹尔"。据此，"膜原"在《内经》中应作"募原"，以后才统称为"膜原"。但古人认为膜与原也是两类物质。关于膜，张景岳认为"凡肉理脏腑之间，其成片联络薄筋，皆谓之膜，所以屏障血气者也"。周学海对"原"加以总结，"人之一身，皮里肉外，皮与肉之交际有隙焉，即原也；膜托腹里，膜与腹之交际有隙焉，即原也；肠胃之体皆夹层，夹层之中即原也；脏腑之系，形如脂膜，夹层中空，即原也；隔肓之体，横隔中焦，夹层中空，莫非原也。原者，平野广大之谓也"。综合两人观点，膜是一种联络薄筋的组织，遍及全身和脏腑；原指膜间空隙，亦遍及全身和脏腑，因而膜原连用，应指遍及全身的膜类组织及其缝隙。

宋起佳等根据古人论述，又把膜原分为广义与狭义：胃上口的横膈膜或肠胃附近的脂膜，是三焦的门户，此为狭义膜原；全身五脏六腑肉理之间所有膜性组织和空隙，则为广义的膜原。《内经》中《疟论篇》《岁露论篇》的论述属于广义膜原，《举痛论篇》《百病始生论篇》则属于狭义膜原，这种局限于胃肠的狭义膜原在温病学派的理论中得到充分发挥和应用。

二、经筋与膜原的实质研究

经筋与膜原的实质研究开展得很晚，一般是基于临床实践分别对其实质进行探讨，两者结合的实质研究尚未见报道。

关于经筋实质的观点，可以分为两类：一是把经筋实质与单一的组织相联系，此类观点仅见一种报道，即认为经筋实质是神经组织；另一种观点是把经筋与多种组织联系讨论。如王雨认为经筋是类似于西医学生理解剖上所指的肌肉（主要是肌腱和韧带）以及神经系统中的周围神经。《中医筋伤学》的描述更为典型，认为"筋"相当于解剖学中四肢与躯干部位的软组织，主要指肌腱、筋膜、关节囊、韧带、腱鞘、滑液囊、椎间盘等软组织。黄敬伟认为经筋是"总括全身皮肤、肌肉、肌腱、筋膜、韧带等有机联结结构……是机体的生物活性的庞大器官""十二经筋图线的实质，是人体经筋系统组织动态活动反作用力的力线遗迹"。薛立功认为，"经筋更重要的临床意义在于它是对人体运动力线的深刻总结和描述。这种描述，从生理上概括出参与同项运动的肌肉组分布规律；在病理发展过程中，又是病痛传变的潜在扩延线"。尽管各家提法不尽相同，但可以肯定的是，经筋涉及范围极为广泛。在部位上，遍及全身；在组织类型上，几乎与所有软组织相关。关键问题是这些软组织都属于中医经筋范畴，还是这些软组织中的共性组织属于经筋范畴，这是问题的焦点。

关于膜原实质，苏云放从四个方面加以总结：位于中焦的胃上口；介于中焦与上焦之间的胸膜；人体筋肉系统的筋膜与腱膜，消化系统的肠系膜、腹膜，呼吸系统的脏胸膜、壁胸膜；近似于淋巴系统、网状内皮系统，是人体内一层免疫防御系统。宋起佳根据广义与狭义之说，认为横膈食管裂孔附近的膜类、淋巴、血管、神经等组织与狭义膜原相对应，而全身膜体系内的周围性淋巴组织、网状内皮组织，以及肝胆、脾脏、骨髓等免疫组织则与广义膜原相对应，并认为膜原也许是集循环、淋巴、神经、免疫、内分泌等系统为一体的、遍布全身的一个"综合性单位"。据此可以得出一种结论，即经筋与膜原尽管存在差异，但都同属于全身性组织，并与其他多种系统的功能联系紧密。

三、现代筋膜理论进展及筋膜学说的提出

现代解剖学领域的筋膜是指皮肤与肌肉之间、肌肉内部的纤维结缔组织，广泛存在于人体各部，具有连接、支持、营养、分割、运输、保护作用。相对于其他人体组织，筋膜研究长期属于非主流地位，只是在显微外科游离皮瓣移植出现之后，筋膜的血供才逐渐引起重视。令人关注的是，针刺、按摩等外治技术的基础研究也成为筋膜领域的重要推动力。

上海复旦大学与第二军医大学等单位联合组成的多学科课题组，首次证明了穴位的形态学基础是以结缔组织，以及其中的血管、神经丛和淋巴管等交织而成的复杂体系。党瑞山等观察了手太阴肺经全部穴位和相关结缔组织的密切相关性。费伦等以核磁共振成像、X线、断层扫描及组织解剖方法研究表明，穴位都处于各种不同的结缔组织中。郑利岩用声测经络技术证实经脉线的物质基础为筋膜组织。国外方面，Staubesand 及 Heine 等发现筋膜层的表面有无数以静脉、动脉和神经穿过为特征的穿孔。大部分穿孔点在位置上与针灸的 361 个经穴相一致。美国 Helene M. Langevin 及 Elisa E. Konofagou 认为针灸经穴网络是间质结缔组织的网络表象，并进一步推断针灸经穴与结缔组织的解剖学关联与针灸发挥作用机制有关，间隙结缔组织在人体可能起到潜在的重要的整合角色。上述研究，有一个共同的指向，即从不同角度证明了经络经穴与筋膜结缔组织密切相关，也深化了对筋膜生理特征的认识。

四、中医经筋与膜原实质的筋膜学分析

依据中医经典文献中经筋、膜原的有关论述，并与筋膜学的基本观点加以比较，可以初步认为，中医经筋与膜原的实质整合产物，正是人体筋膜支架体系。从这个角度看，经筋与膜原的解剖学基础，不再是一个多形态组织或多系统的联合，而是一个独立的功能体系的概念。主要依据包括：

1.经筋与膜原的不同实质体现为现代解剖学中筋膜的多样性

筋膜学说认为，筋膜在人体不同部位呈现出结构的多样性，从浅入深依次分为：①真皮乳头层疏松结缔组织；②皮下疏松结缔组织（浅筋膜）；③肌肉表面疏松结缔组织（深筋膜）；④肌间隔和肌间隙结缔组织；⑤内脏器官门、被膜和内部间隔结缔组织。这五类筋膜在人体内部构成了完整的支架体系。根据《灵枢·经筋》的描述，十二经筋皆起于四肢末端指爪，沿四肢腕、肘及踝、膝、股上行，阴经多终止于胸腹，阳经上行至颈项，终于头面。值得注意的是，经筋不仅循行于体表，还有多条经筋进入体腔。如手太阴经筋下结胸中，散贯贲，合贲下；手少阴经筋挟乳里，结于胸中，循贲，下系于脐；手厥阴经筋入

腋，散胸中，结于贲；足太阴经筋循腹里，结于肋，散于胸中。基于这种记载，中医经筋至少包括前三种筋膜以及内脏被膜与间隔。另据前文膜原的分类，膜原应是泛指全身膜性结构及其空隙，以脏腑膜类组织为重点，但也遍及全身。明代后期出现的《易筋经》对脏腑以外的筋与膜进行了比较，认为"筋则联络肢骸，膜则包贴骸骨；筋与膜比较，膜软于筋，肉与膜较，膜劲于肉；膜居肉之内，骨之外，包骨衬肉之物也"。由此可见，筋与膜在中医学体系中同属于外联全身、内联脏腑的膜性组织，只不过膜比筋软且薄，在软组织中居于深层。并且后世医家论述两者的学术重点发生了偏移：论经筋偏于体表四肢，论膜原偏重体腔内部。如果突破这种局限，依据《内经》理解筋与膜，可以发现两者整合而成的共同实质，与现代筋膜学所指的筋膜支架体系完全等同。

2. 经筋与膜原同源，筋膜的多种结构亦同源

有关经筋与膜原关系的研究，目前尚未见报道。但在《内经》中，已有筋、膜连用的提法。《素问·痿论篇》在论及肝与筋膜关系时，认为"肝，主身之筋膜""肝气热，则胆泄口苦筋膜干，筋膜干则筋急而挛"。也就是说，筋与膜尽管是两类不同的组织，但由于同为肝所主，在中医学五行分类中属于同一类生命过程，在生、长、化、收、藏的进程中同源同流。筋膜学针对人体筋膜的多样性，也从发育生物学角度找到了各类筋膜的共同起源：从生物进化的角度来看，人体结缔组织支架与单胚层生物（如海胆胚囊期）的细胞外基质、二胚层生物（如水母）的中胶质、三胚层生物的间充质在生物进化过程中均为同源结构；从胚胎发育角度看，中胚层间充质在分化出泌尿、生殖、运动、循环、内分泌诸系统之后，剩余的间充质形成遍布全身的结缔组织支架。简言之，从多细胞生物、三胚层生物再到高等动物，筋膜的发育先后经历细胞外液、间充质、筋膜三个阶段。

因此，虽然筋膜结构在全身呈现出多种形式，但是无论中医经典理论，还是生物学观点，都提示了各类筋膜在来源上具有同一性。

3. 经筋与膜原的基本功能与筋膜一致

根据筋膜学说，筋膜的功能表现为支持、储备、监测三个方面：①支持功能，指筋膜形成的被膜、韧带、隔膜及深入器官内部的间膜对维持器官位置与形态发挥物理支撑作用；②储备功能，指筋膜中的丰富血供为器官的细胞代谢提供了必需的营养，并通过储备的大量未分化间充质细胞向功能细胞分化，修复损伤的组织细胞；③监测功能，指通过遍布筋膜中的感觉神经监测机体细胞活动（如细胞的变异、突变、损伤、衰老）及促进功能细胞再生与更新。另一方面，经筋与膜原的基本功能显示了与筋膜的一致性。郑利岩把经筋功能总结为三个方面：①联络骨骼，协调运动；②固护体表，抵御外邪；③维络器官，

固定内脏。骆书彦、马帅也得出相似的结论。"膜原"一词最早出现在《内经》中，如《素问·举痛论篇》："寒气客于肠胃之间，膜原之下。""寒气客于小肠膜原之间，络血之中。"后世医家对"膜原"这一特殊部位也很重视，对其研究较多，论述也多有发挥，并提出各自特色的观点。如"横膈之膜与其空隙之处皆为膜原"（清代医家何秀山）；"人体内夹缝之处的间隙为膜原"（清代医家周学海）；"膜原为阳明之半表半里"（清代医家薛生白）。近代膜原尚未见总结报道，据张景岳"成片联络薄筋""屏障血气"以及丹波元简"遮盖浊气"等论述，膜原同样包括联络身体与脏腑、抵御外邪侵袭等功能。现代筋膜学中支持、监测的两大功能在上述经典著作的论述中，都得到了体现。此外，在张景岳关于筋膜的总结中，还强调了"凡筋膜所在之处，脉络必分，血气必聚"，这种提法也提示了筋与膜共有的营养储备功能。

由此可见，中医经筋与膜原的实质尽管有所区别，但是无论从其分布、来源以及功能上，都体现了与现代解剖学中的筋膜高度一致。基于新兴的筋膜学说，笔者认为，这种从筋膜角度研究经筋及膜原实质的尝试，无论对于中医基础研究，还是对于现代解剖学研究，都可能开创全新的研究思路。

4. 从筋膜学角度看疼痛

疼痛是机体受到伤害性刺激时所产生的一种复杂的感觉，络脉是人体经络中循环末端的微小络体。中医认为疼痛与经络有着内在的联系，经络为痛觉传导的通路，古有"痛则不通，通则不痛"的理论。经络由经脉和络脉组成，经脉有一定的循行路线，而络脉则纵横交错，网络全身。经络系统把人体所有的脏腑、器官、孔窍以及皮肉筋骨等组织联结成一个统一的有机整体。经络之所以是痛觉传导的通路，是因为经络系统有感应传导功能。这种感应传导功能就是针刺中所说的"得气"与"行气"现象。临床上经络疼痛不同于神经痛及其他组织器官病变造成的疼痛，经络有其自身特有的症状、体征和发病规律。因此，可以遵循它的规律进行经络辨证诊断并进行针灸治疗。

经络实质的现代研究表明，循经感传现象的特征包括以下几方面。①感传路线：感传路线与《灵枢·经脉》所述的经脉路线基本一致，但亦有偏离、变异、串经现象；②感传速度：经络传感速度较神经传感速度明显为慢；③宽度和深度：多数的传感宽度为线状、绳索状（粗细在2~5mm之间），部分为横径1~3cm的带状。一般四肢远端部较窄，近端和躯干部较宽。传感的深度：一般肌肉瘦薄处较浅，肌肉丰厚处较深。在人体躯干部，有的深行于体腔内，有的浅行于皮下体壁层。经络的这种感传功能与感传路线的特征，虽然不等同于现代医学所指的神经传导和神经传导路线，但可以这样讲，中医所称的经络系统是痛觉的传导通路。

　　痛觉感受器为孙络和浮络，痛觉感受器的分布与十二经筋和十二皮部相似，痛觉就是通过身体各个部位的疼痛感受器感受的。西医学认为，痛觉感受器是游离的神经末梢，即皮肤的痛觉感受器在皮肤的内层，深部痛觉感受器乃是游离神经末梢，内脏痛觉感受器也是无髓鞘的游离神经末梢。西医学还认为，分布于体表的痛觉感受器是呈点状分布的，称为痛感觉点。

　　中医学认为，在经络系统中，从别络分出的孙络、浮络，从小到大，遍布全身，呈网状扩散，同周身组织的接触面甚广。中医学所描述的孙络、浮络以及血络，与西医学所指的神经末梢有相似之处。关于疼痛感受器的分布，西医学认为是在皮肤、黏膜、关节、骨膜及内脏。这与中医十二经筋的分布（多结聚于关节和骨骼附近）、十二皮部的分布（全身皮肤）有相似之处。西医学还认为分布于体表的痛觉感受器是呈点状分布的，称之为痛感觉点，而中医的阿是穴与此亦有相似之处。

　　从络脉的网络层次看，孙络和浮络是人体的痛觉感觉器，经络是人体的痛觉传导通路，大脑为疼痛感受调控中枢。经脉是运行气血的主干，经脉支横别出后又逐层细分，形成别络、系络、缠络、孙络等不同分支。孙络之间有缠绊构成网络的循环通路。这一通路，不仅是运行气血、渗灌濡养、经血互换的场所，也是信息交换、营养代谢、感觉传导通路。皮肤的痛觉感觉器是浮络，而深部和内脏的痛觉感觉器则为孙络，经络是人体的痛觉传导通路，脑为疼痛的感受调控中枢。正因为有经络的不同分布，才构成了疼痛的感觉、传导、感受调控系统。

　　从络脉的空间结构看，外、中、内的空间分布规律是疼痛性质和形式产生的基础。由经脉别出的络脉，循行于体表部位的是阳络、浮络，如皮肤之络称肤络，黏膜之络称膜络；循行于体内的阴络为深层之络，分布于各个脏腑，随其分布区域不同而称脏络（如心络、肝络、肾络等）、腑络（如胆络、胃络、小肠络、大肠络、膀胱络）、奇恒之腑络（如脑络、骨络、髓络、胞宫络）；循行于体内中层的络体（如肌肉、关节、韧带、骨膜、脉管等）为络体层次之中的中层之络，可称之肌络、筋络、骨络、脉络。以此形成外（体表：浮络、阳络）—中（肌肉之络：经脉）—内（脏腑之络：阴络）的三层分布规律。这一分布规律的发现，为研究疼痛发生的性质和表现形式奠定了基础。西医学研究表明，疼痛产生在三个层面：表层疼痛的痛觉产生在皮肤和躯体黏膜，其特点是定位明确、分辨清楚，属于快痛、锐痛，其中以角膜和牙髓最明显。中层疼痛为皮内疼痛，其特点是范围弥散、定位不确切、以钝痛为主。深层疼痛疼在内脏，其特点是范围弥散，定位不确切，对锐痛烧灼及触压均不敏感，而对牵拉、膨胀、缺血、痉挛、炎症、化学性刺激可致剧痛。以上 3 种疼痛的性质和形式是由不同层次络体的感觉传导功能和大脑的感受调控功能所决定的。

从络脉的生理功能看，络管通畅是预防疼痛产生的主要环节。中医学认为，津血同源而异流，津在脉外，血在脉内。津血渗入脉内成为血液中的组成部分，血液渗出脉外则为津液。这种津血互换的过程是在络管系统及其循环通路缠绊（清代喻嘉言《医门法律·络脉论》）之间完成的。这与西医认识到的动脉系统与静脉系统在微血管和微循环处发生连接、组织液及淋巴液与血液通过微循环中的迂回通路、直接通路或动静脉短路直接流通基本相同。

中医学对疼痛解剖学的认识，主要涉及脑、髓、经络及孙络、浮络和十二经筋、十二皮部，其贡献在于为认识疼痛的生理（经络与神经的关系，经络与中枢部位的关系）奠定了基础，同时与现代医学对疼痛的神经解剖学认识有相近之处。

第四章　筋膜灸疗学的产生背景

广义而言，由结缔组织起源、演化的所有结构（如骨、软骨、肌肉、肌腱，甚至血液、淋巴液等）都可称作筋膜；狭义而言，筋膜特指皮下和肌肉间隙的结构。筋膜学是研究筋膜的学科，研究人员依学科研究需要，从全新角度赋予筋膜新的分类方法——根据结缔组织的分化程度进行分类。未分化的疏松结缔组织和脂肪组织是筋膜学研究的对象，而已分化的骨、软骨等不在筋膜学的研究范畴。筋膜学理论体系确立于 2011 年第 407 次香山科学会议，是基于中医思维、源于中国的原创性科学理论体系，是一种全新的人体观和方法论。筋膜学理论体系虽然是近年才确立，但是实际上，原第一军医大学、深圳大学医学部中医筋膜学发展研究中心、粤港澳科学中医（筋膜学）创新研究院等科研团队早已围绕筋膜展开了一系列研究，筋膜学的历史渊源甚至可追溯至《黄帝内经》时代。

筋膜灸疗学是从筋膜学的科学理论体系延伸出来的新时代中医临床的一门应用学科，其特点是融汇中西医学精髓，用现代语言诠释传统中医的核心理论和灸疗的作用机制。筋膜学的主要学术思想是提出了全新的人体观（人体结构的两系统理论）和方法论（如何长寿），它是世界生命科学领域中唯一由中国人提出的新学科；而筋膜灸疗学诠释了传统灸法是如何通过改善筋膜局部和整体功能来达到防病治病的目的，并从筋膜角度研究不同灸法对机体各功能细胞内环境稳态的调整作用，同时侧重并形成对临床常见、多发疾病的灸疗应用规范和操作指南。筋膜灸疗学的产生源自筋膜学的确立，是筋膜学结合了灸法的发展和现代临床，以筋膜为诊断和干预载体，以灸疗为治疗方法的一门学科。

一、筋膜学体系的奠基

1. 初探经络实质

中国科研团队对筋膜的研究源于对经络的研究进展。自 1956 年，经络实质的研究被列为全国自然科学发展规划的重点项目，主要方向是研究经络的形态，中国投入大量人力、物力和财力研究经络的实质。1964 年，原中国中医研究院成立了专门的经络研究所，关于经络形态学的研究虽有进展，却未找到经络的实质所在。

20 世纪 70 年代初，美国前总统尼克松访华时，震惊于针刺麻醉的神奇，例如甲状腺手术时运用针刺麻醉，医生与患者能够保持沟通，避免喉返神经的损伤。此事件引发了科研界对针刺研究的再度重视，自 1972 年，原中国人民解放军 309 医院对循经感传现象进行大规模、大样本调查，经络研究被列入"国家攀登计划"。一时间，经络研究由低水平向高水平发展，各种学术思想交流、碰撞，新思维、新假说不断涌现，经络研究的方法学也逐渐丰富，发生了历史性变革。

自 1985 年，同位素循经迁移现象作为"七五攻关"的重要成果之一，为经络的客观存在提供了科学依据。经络研究逐渐发展为国际热点，以至于一些西方国家率先发现了一系列经络相关现象。第 1 例经络敏感人发现于日本，第 1 个使用同位素跟踪红外热成像方法进行经络研究的科学家来自法国，第 1 个用二氧化碳测定仪研究经络的是匈牙利科学家。我国经络研究历经近 50 年，取得的最重要的成绩只是证明了中医十四经脉的客观存在，经络研究进入了拐点期，也是瓶颈期，不取得突破，将前功尽弃。

2. 经络实质与筋膜

在 21 世纪之前，国际对经络实质的研究，取得了阶段性进展，针刺麻醉、循经感传、经络敏感人等相关研究证实了经络的客观存在，同位素追踪、红外热成像等技术为经络研究提供了技术基础。21 世纪，中国将中医药提高到维护人民健康的战略地位，中医药的发展迎来了前所未有的机遇与挑战。

筋膜学说的提出，得益于近几十年来世界范围内对经络实质的研究进展，科研人员欲通过现代科技手段将经络数字化、可视化。在此过程中，科研界经过系统的研究探索，从经络分布的解剖学研究、穴位局部的组织学和细胞学研究，到经络的生理学反应、细胞信号通路的牵拉效应、针刺的损伤因子的释放和修复再生机制等研究，得出一个重要的共识：经络与穴位和人体的结缔组织关系密切。自此，狭义范畴的筋膜进入研究人员的视野，成为阐释经络实质和中医理论对人体本质认知的一种可能。

二、筋膜学体系的萌芽

1. 筋膜解剖学诞生

作为医学研究的基础学科，解剖学在医学发展的历史长河中始终处于举足轻重的地位。其中，权威的解剖学有两大类：局部解剖学和系统解剖学。局部解剖学从结构视角，按皮下、肌肉、关节一直到骨骼、内脏，由浅入深模式研究人体；系统解剖学从功能视角，按运动、消化、呼吸、泌尿、生殖、内分泌、免疫、神经和循环 9 大系统功能分类研究人体。

随着从筋膜角度研究人体的科研项目的展开，筋膜解剖学研究由筋膜所构成的人体支架以及被这个支架包绕和支持的各种功能细胞，将人体定义为两个系统：支持、储备系统和功能系统。不同于传统的局部解剖学和系统解剖学，筋膜解剖学在研究和观察人体时增加了时间维度，从人体寿命的轴线出发，探讨基于人体特性的养生保健、防病、治病，并将未来医学导向围绕"时间轴"干预人体，衍生出三维医疗模式。

2.现代科技力量崛起

21世纪以来，国内外现代科技力量的不断发展，为研究筋膜学提供了强有力的技术支持，为筋膜学体系的萌芽供给了肥沃"土壤"。CT、MRI、数字化图像处理，组织解剖、数字人解剖等技术手段，为中国科研团队探索经络解剖的实质提供了支持，掀开了人体第十大系统——筋膜系统的神秘面纱，确立了经络与穴位的解剖学、组织学定位的专家共识——经络、穴位与人体的结缔组织关系密切。

其中，最具代表性的筋膜学研究科学技术和方法来自于承担数字人的国家高技术研究发展计划（863计划）的原第一军医大学、深圳大学医学部中医筋膜学发展研究中心和粤港澳科学中医（筋膜学）创新研究院。这些科研课题组掌握了"虚拟中国人"切片建模和数据集获取等关键性技术，采用高精度冰冻切削、数码照相的方法获取正常人体的整体形态学信息，并利用人体图像数据库实现了整个人体特异组织成分的选择性图像分割和三维重建。其中对人体结缔组织进行的整体分割、标记和三维重建，为研究筋膜学提供了直接技术手段和基础。

近年来，生命科学领域对干细胞的研究，以克隆羊为标记的生物克隆技术的应用，极大地推动了对单个细胞在整个生命中的地位和作用的认识。这让"国家863计划"团队对结缔组织中储备细胞的认识，及其在维持整个生命过程中的作用有了更深入的了解。这也是筋膜学的本质——人体结构的两系统理论提出的研究基础。

三、筋膜学体系的形成

早在《灵枢·经脉》中就定义了十二经脉在人体的位置："经脉十二者，伏行分肉之间，深而不见。"张介宾对此有注明言："分肉，言肉中之分理也。""大肉深处，各有分理，是谓分肉间也。"由此可见，中医古籍记载的经脉主要分布在人体深部位的肌肉分理中。《素问·气穴论篇》中描述穴位所处的"溪谷"是指肌肉筋膜间的缝隙，并认为"溪谷"是针刺时针芒所及的腧穴处。古人描述经脉所循行的"分肉间"和穴位所处的"溪谷"与结缔组织结构恰好相符，这是把经络腧穴的实质（形态）研究定位在结缔组织结构的历史渊源和主要依据。

1. 数字经络影像构建筋膜结缔组织支架

科技部在 2001 年举办的香山科学会议，讨论通过用"国家 863 计划"支持中国数字人的研究，2002 年又跟进了一个中国数字人的数据集研究的"863 计划"，在两个"863 计划"的支持下，科研人员构建了中国数字人 1 号和 2 号的相对标准的数据集。与此同时，中医经络和穴位的研究均指向结缔组织，相关课题组的科研人员通过对断层图像和数字人数据在结缔组织聚集处的标记和重建，构建出与人体经络记载接近的图像，进一步扩大构建出一个与人体轮廓一致的结缔组织支架，该支架被认为是人体经络的解剖学基础，而这种对结缔组织的系统研究成果构成了筋膜学理论体系形成的基础。

2. 基于筋膜研究的两系统理论

人体结构的两系统理论认为，从单胚层生物到人体，均是由两个基本系统构成，即由分布于人体全身的非特异性结缔组织支架组成支持与储备系统，接受传统的神经和免疫系统的调节；由结缔组织支架包绕和支持的各类功能细胞构成功能系统。各功能细胞完成人体各种生命活动，支持与储备系统则为功能细胞的新陈代谢提供细胞源，并为生命活动提供稳定的内环境，调控功能系统的细胞活动。这就是筋膜学的本质——人体结构的两系统理论。

3. 筋膜学的确立

深圳大学筋膜学研究院、深圳大学医学部中医筋膜学发展研究中心和粤港澳科学中医（筋膜学）创新研究院的科研团队在 2003~2006 年公开发表的文章中指出：将由筋膜结缔组织支架所构成的结构作为一个新的功能系统，称为自我调控系统（第十个功能系统）。自 2009 年，关于筋膜学理论的定位逐渐明晰：提出人体结构的两系统理论、筋膜解剖学和筋膜学，从一个新的视角来研究和观察人体。后期通过一系列的动物实验对筋膜理论延伸的机能学进行研究，通过对尸体进行局部解剖等手段对筋膜理论进行验证。

直至 2011 年第 407 次香山科学会议，中国原创的筋膜学科学理论体系最终确立，会议确立了筋膜学的核心内容是筋膜解剖学，其本质是人体结构的两系统理论。伴随着该理论体系的确立，深圳大学研究团队发现基于现代医学的生物学研究存在理论上的缺陷，并指出中医理论的突破将会取得整个生物医学研究模式的重大进步。

四、筋膜灸疗学的产生

1. 灸疗的起源与发展

灸疗的产生历史悠久，起源于原始社会氏族公社制度时期，《素问》中就记载了灸疗的起源："北方者，天地所闭藏之域也。其地高陵居，风寒冰冽，其民乐野处而乳食。脏寒生满病，其治宜灸焫。故灸焫者，亦从北方来。"火的发明和应用，为人类带来温暖和战胜恶劣环境的武器，同时也为灸疗的产生创造了必要条件。在围火取暖、烤灼食物时，人们无意间发现身体不适或疼痛的部位受到火的熏烤或热熨后，有所缓解甚至消失；在不断地经验积累中，又发现用热物熨腹可缓解因受寒而引发的腹痛、肠鸣、关节疼痛等病证。

至战国时期，灸疗已经得到广泛应用。《灵枢·官能》曰："针所不为，灸之所宜。"此时期还出现了"灸攻针达"治病的医家和蓄艾蒿以备治病之用的民间习俗，《孟子·离娄》篇即载："犹七年之疾，求三年之艾，苟为不蓄，终身不得。"东汉时期医圣张仲景所著《伤寒论》重点论述了灸疗的禁忌证和某些疾病的灸治方法。三国时期的《曹氏灸经》集秦汉以前的灸疗经验之大成，是我国最早的灸疗专著，对灸疗发展起到了重要作用。晋代医家葛洪所著《肘后备急方》将灸疗应用于猝死、五尸、霍乱、吐痢等急症的治疗中，其妻鲍姑更是首位技术精湛的女灸疗家。唐代医家孙思邈所著《备急千金要方》将灸疗应用于强身健体、抗衰老、防治疾病，以"非灸不精，灸足三里"为治未病的"长寿灸"。宋代窦材也在《扁鹊心书》中强调了灸百会、关元、气海、中脘等穴位以延年益寿。《骨蒸病灸方》更是记载了四花穴灸疗痨病，并流传百世。宋元时期，灸疗得到了较大发展，元代著名医家朱丹溪创立了"热证可灸"理论。明代的灸疗出现了艾绒加药物的"雷火神针""太乙神针"，同时还创新了桑枝灸、灯火灸、阳燧灸，丰富了灸疗种类。中华人民共和国成立之后，灸疗的发展显示出基于数千年深厚历史的广阔发展前景，体现出在为人类医疗事业发展、防治疾病、保健康复等方面的巨大潜力。

2. 筋膜灸疗法应势而生

基于筋膜学的逐步发展，全新人体观（人体结构的两系统理论）和方法论（如何长寿）的确立，一种针对筋膜体系的疗法亟待发掘；而灸疗发展至今，对于局部穴区皮肤、肌肉层，甚至通过穴位抵达经络、脏腑的渗透性，具备调节筋膜体系的灸疗特性逐渐显露并走入中医针灸人的视野。筋膜灸疗学的产生与灸疗特点及其广泛的适用范围密切相关：①灸疗治病有奇效。大量临床研究证实，灸疗具备见效快、疗效高的特点，适应范围内的美容、保健能收到较好效果，对于久治不愈的慢性病证，耐心坚持灸疗，也多获奇效。②灸疗方便及时。灸疗不局限于在医院进行治疗，通过与患者沟通，教会患者灸疗法，也可以在家进行灸疗，省去了患者往返医院的奔波与劳累，极大地节约了就医的时间成本。③灸疗操作简便易学。灸疗具备入门容易、操作简便易学等特点，基层医生和普通民众都可跟随专业医师学习。④灸疗安全且廉价。可避免滞针、弯针、断针、晕针等针刺类意外，虽然有些灸疗法会产生灸疮，但同时也有助于提高疗效。灸疗的主要原料是艾叶，在时令季节极常见，大众可自行采摘、晾晒、制成艾条，再配合相应灸法、手法，即可进行灸治，大大减轻患者的经济负担。

灸疗的适应范围广泛，内、外、妇、儿、骨伤、皮肤、五官、男科等众多常见多发病都可治疗，通过中医对人体及其与自然、社会的整体性认知，从宏观、整体角度实现了对机体生命活动、健康平衡状态的不断调整和维持。

总而言之，筋膜灸疗法是一种在人体特定穴位（筋膜聚集处）通过温度刺激达到防病治病目的的治疗方法，其机制首先与局部温热刺激有关。在对机体进行持续而缓和的温热刺激后，可使局部皮肤充血、毛细血管扩张、增强局部的血液与淋巴循环、缓解和消除痉挛，为功能细胞的活动提供充足的营养物质；使局部的皮肤组织代谢能力增强，有效促进炎症、粘连、渗出物等病理产物消散吸收；同时还可引起大脑皮质抑制性物质的扩散，降低神经系统的兴奋性，发挥镇静、镇痛作用。从筋膜学的角度看，通过物理刺激可以改变筋膜结缔组织功能细胞的增殖活性，通过功能细胞数量和性质的改变，对机体产生支持储备及调控作用。其次，灸疗的治疗作用还可以通过调节人体免疫功能来实现，遍布筋膜中的感觉神经（包括意识性、非意识性、内脏神经和躯体神经）感受到艾灸的温热刺激，可以激活筋膜结缔组织中大量毛细淋巴管里的淋巴细胞和巨噬细胞，通过本体免疫和细胞免疫清除功能清除受损或衰老的细胞。此外，艾灸的温热效应刺激筋膜结缔组织内富含的交感和副交感神经末梢，其兴奋后产生的神经递质又可直接作用于功能细胞（如交感神经可促进细胞的分裂和增殖，副交感神经可促进细胞的分泌和蠕动）。上述作用均有利于维持机体内环境的稳定，增强预防疾病的抵抗力，起到养生治病、延年益寿的作用。

筋膜灸疗法的产生，正源于筋膜学说的不断发展完善以及灸疗的临床发展与现代机制研究，筋膜学说对筋膜体系的微观、宏观认识，涵盖了细胞的功能状态、生命活动以及筋膜（结缔组织）的支持和储备功能；灸疗基于经络腧穴理论的整体调治，涵盖了不同灸法对机体从腧穴、经络、筋膜、脏腑层面的影响，筋膜灸疗学是筋膜学与灸疗学的结合，不仅从筋膜体系视角认识机体，提出如何长寿的方法论，而且从诊疗角度提出了基于筋膜体系的灸疗法，该学说是新兴的中医临床应用学说，将为我国大健康战略的实施提供科学理论依据和临床经验指导。

诊治技法篇

第五章 筋膜灸疗法的诊查方法

古人对经脉的认识源于早期的解剖学概念。《灵枢·经水》曰："若夫八尺之士，皮肉在此，外可度量切循而得之，其死可解剖而视之……十二经之多气少血，与其少血多气，与其皆多血气，与其皆少血气，皆有大数。"此段经文说明经脉是通过解剖，可能不乏活体观察时实际看到的组织。解剖暴露皮下组织后，看到一些纵向的条索样结构，这类组织应该内包裹脏腑，外联络肢节，包裹血管、神经、肌肉等，躯体左右对称。内（体腔器官）外（躯干、头面、四肢）延续不断，如环无端，刺激后有反应。刺之，若出血多而少麻胀感，则此经（包裹有较大的血管）多血少气；不出血而麻胀感强，则此经（包裹有较大的神经）少血多气；既出血且麻胀感强，则此经（同时包裹较大的血管和神经）皆多血气；既不出血且无麻胀感，则此经（未包裹较大的血管或神经）皆少血气。这样就产生了经脉和经脉气血多少的概念。通过现代解剖和组织学观察，人体只有一种组织系统符合这些条件，就是原林提出的筋膜系统。

属于结缔组织的筋膜，遍布人体各个部位，不同部位的筋膜呈现出的结构也不尽相同，由内而外可分为：①体腔内脏器的被膜；②脏器被膜通过系膜（韧带）连接（悬挂）于胸膜和腹膜（脑和脊髓通过大脑镰、小脑幕、终丝等连接硬脑膜和硬脊膜）等；③胸膜、腹膜连接包被在肌肉表面及血管神经表面的深筋膜（硬脑膜、硬脊膜与外围的连接形式需要考证）；④深筋膜与皮肤下方的浅筋膜有时融合在一起；⑤浅筋膜与皮肤（亦是特化的筋膜）常有融合和连接。另外，血管壁也属于筋膜类组织。由此可见，筋膜确实由内脏到皮肤延续不断，相互交接，形成了一个人形的、相互连接的网状结构，筋膜系统对器官组织和人体具有支撑、连接、分割、运输、保护、营养和再生作用，符合古人对经络结构和功能的要求。

《灵枢·刺节真邪》提到："用针者，必先察其经络之实虚，切而循之，按而弹之，视其应动者，乃后取之而下之。"意思是，针灸医生进行针刺之前，必须先诊察经络的虚实。医者用手触摸经络（切），循推经络循行的缝隙，按压和弹拨分肉之间，通过指下的感觉，察看经络有无异常变化，判断是否有异常的经络。通过经络诊察获取信息后，再加以分析处理，方可进行辨经、选经、选穴的治疗环节。筋膜灸疗前亦需进行经络的基本诊察方法，本章将详细论述关于经络诊察的基本方法。

第一节　审：望诊

"审"即中医内科的望诊，也作"视诊"或"审视"，但在这里主要强调观察与经络有关的部位，其中最主要的是观察、比较体表的络脉及其颜色有无异常。临床经常审视的内容有以下几项。

一、审视络脉

1.审视浮络

络脉，是指从经脉横行别出位置较浅的分支，《灵枢·脉度》曰："经脉为里，支而横者为络。"在全身络脉中，浮行于浅表部位的称为浮络，即体表的浅表静脉。审视络脉就是依靠医者的眼睛来观察患者浅表静脉的变化，察看浅表静脉的形状、凸陷和色泽的改变，以判断病变的性质。如《灵枢·经脉》曰："凡诊络脉，脉色青则寒且痛，赤则有热。"

通常在临床上要审视体表多个部位的络脉，如鱼际、耳郭、肘膝关节周围、小儿的指纹等。《灵枢·经脉》记载有："胃中寒，手鱼之络多青矣；胃中有热，鱼际络赤；其暴黑者，留久痹也；其有赤、有黑、有青者，寒热气也；其青短者，少气也。"

在一些特殊的病理状态下，如扭伤或某些内脏伤害后，会在相关的经络上出现异常的浅表静脉。这种异常浅表静脉与周围正常静脉有非常明显的区别，也与静脉曲张的静脉表现不同。异常静脉一般为非常细小的浮络，色泽暗紫、充盈、走行奇特（通常不规则），常分为短小的两段，位于病变部位或者与疾病相关的络脉上，大多在关节周围（如肘窝、腘窝）和额角脉络处。

临床上常见的轻度椎间盘突出、局部软组织扭伤或外伤患者，在疾病早期可在委中或损伤部位周围出现异常突起的浅表静脉，这都提示在相关部位的经络缝隙里可能出现了瘀滞。如腰背突然疼痛可在足太阳膀胱经上出现异常（如腘窝部位有突出的充盈血络），扭伤可在扭伤部位发现小的异常浅表静脉。这时如果予以放血疗法，可以改善症状。这种异常静脉中的瘀血可能是由于肌腱、韧带的异常位移造成的，此时将瘀滞祛除，病亦自除。

2.审视舌下络脉

舌下络脉是指舌下纵行的两根主静脉。正常情况下，舌下静脉应是淡紫色，呈半充盈状态，基本不见分支，更不见周围毛细血管；但在疾病状态下，舌下静脉的色泽和充盈度会发生改变。舌下的经络有心经、心包经、脾经和肾经，因此舌下静脉可以反映心、心包、肾和脾的功能状态。如果此处出现异常，就表示心、心包、脾或肾的功能状态异常。

舌下静脉异常，通常有以下两种情况。

第一，当舌下静脉呈现深紫色，且过度充盈，可提示心包经有瘀热，或心经有火毒，或胃有懊热。在患者则可见到烦躁（躁动）、恶心、呕吐、胸痛、胸憋等症状。此时可用三棱针在金津、玉液放血，各种症状能立即缓解。

第二，当舌下静脉色浅淡或呈现暗蓝，充盈度较差，出现干瘪，则提示脾肾亏虚。这种情况下不能放血，一般采用艾灸神阙、气海或足三里等温补益气的治疗方法。

二、审视皮肤

审视皮肤，即审视经络循行部位的皮肤是否有瘀斑、瘀点、丘疹、皮疹、脱屑、色泽异常等表现。如脐部色泽苍白、塌陷，可能是贫血。有些疾病在发病时，病人体表相关病位会出现皮疹，包括丘疹、皮下出血点或隐疹等。如哮喘患者，常在背部肺俞或风门处有异常色泽、皮疹等变化；有些胃病患者在膈俞、胃俞、脾俞穴处会有色泽、皮疹等异常变化；妇科病或痔疮患者，在腰骶部八髎处有色泽、皮疹等变化。

有些皮肤上的痈、疽、疮、疖，也可以根据其发生部位，确定病变属于哪个脏腑、哪条经络。正如明代申斗垣在《外科启玄》中所说："如有疮疡，可以即知经络所属脏腑也。"

第二节　扪

扪，也作"抚"，即医者用手掌（多为鱼际处）触贴患者的皮肤，以了解该部位及其深部的寒热、润燥状态。

一、施用部位

扪法多在较为平坦或肌肉较为丰富的部位施用，包括额部、前胸部、胃脘部、腹部、背部。如胃脘部的巨阙、中脘、神阙，下腹部的气海、关元、中极，背部的肺俞、膏肓俞、脾俞、肾俞、八髎等部位。

二、操作要求

施用扪法诊察时，医者的手掌要按住所察部位并保持一定时间，以体会手下的感觉，是越来越冷，还是越来越热。或医者的手掌贴近患者的肌肤，以了解患者肌肤的润泽或干枯。

三、诊断意义

扪法是通过医者手的感觉感知患者身体局部的温度、润泽度及皮肤弹性的变化来了解相关部位、脏腑、器官的寒热实虚，以判断疾病的性质及预后。

老年人及身体较虚弱者，气海部多有发凉感，说明此处气血运行较差。这时患者即使有热的表现，在用药时也要特别小心，要以顾护胃气为主，兼要温补肾阳，切忌用过于寒凉的药，即使有实证也不可过度泻下或过用寒凉药。老年人患实热证，误用泻法或寒凉药反而会加重病情，延长病程。此类病人可适当选用灸法。

可先扪背俞穴，以了解相应脏腑的虚实、寒热。如胃仓部位寒凉，多为胃寒；女性次髎部位的寒凉感结合小腹扪法，可以判断胞宫虚寒。

扪法可以察肌肤的润燥以候润枯，知患者有汗或无汗，以及津液的损伤程度。

第三节　循推

循推法是指医者用拇指指尖从患者指（趾）端沿着十二经循行路线的分肉向肘膝关节进行向心循推，以辨别皮下组织是否有异常。如有松软、僵硬、结节、滞涩、光滑、结络、结块、粘连、分离等各种变化，患者可能出现过敏性疼痛、胀满、迟钝等反应，可据此判断经络是否异常。

一、施用部位

循推法通常只在肘膝关节以下的十二经循行路线上进行操作，也可以在督脉、督脉两旁的络脉（相当于夹脊的部位）及背部足太阳膀胱经进行操作。

选择膝肘以下的经络循推，是因为在膝肘以下各经有单独的循行路径，极少交叉，没有重叠，各经的特异性强，而且这段的经络都在分肉之间，皮、脉、肉、筋、骨层次结构清晰；而胸腹和头面的经络，常有数条交叉、重叠，分肉又不好区分。

二、操作要求

循推首先要注意，一定要沿着经络循行的肌肉缝隙从远端向心诊察，有时循行路线会与教材不同。其次，循推不同于针对单独穴位的诊断操作，不可跳跃间断，而是要在经络线上保持同样的压力缓缓移动，应均匀平稳的滑动。循推时要两手相互配合。术手为循推手，辅手为固定患者循推部位的手。

（一）术手的操作要求

术手是指用来循推、触摸和在经络缝隙中滑动的手。操作时多用拇指指腹的前部或者拇指的桡侧缘。察经时要结合部位和患者具体情况进行，尽量避免不必要的过度刺激，不一定要察最深层。此外，在循推时医者的心理也非常重要，要排除杂念和外界干扰，要有触及经络异常变化的心理准备。

1.循推时，术手要自然放松，避免拇指过度伸展，将全部注意力集中于拇指。循推的过程不仅仅是拇指在推，而是整个手、小臂、大臂都随之移动。

2.循推时拇指要与皮肤始终呈45°，务必使拇指在分肉之间滑动，而不是跳动。

3.循推的力量要均匀，根据循推的层次运用指力，力量不能断续，也不能忽深忽浅。

4.循推的速度要缓慢，不可过快。若循推速度过快，容易错过各种异常变化。经络诊察是一个需要认真、仔细的物理诊断方法，不是一个粗糙的动作和手法。

5.循推时要注意观察经络的上、中、下三个层次：①上层，即浅表层，基本位于皮下，在皮和脉节之间；虽然很浅，但却能触摸到经络异常变化，如脆络、结络和皮肤滞涩的变化。②中层，位于肉和筋节之间。③下层，位置最深，基本在筋与骨节之间；部分患者，尤其是女性小腿内侧部位，在这层会感到酸痛。

（二）辅手的操作要求

辅手与循推手互相配合，是经络循推中的一个重要组成部分。

1.握住患肢，保持肢体稳定。

2.固定皮肤，避免皮肤在循推的过程中移动，尤其是皮肤松弛的患者，按压、固定其皮肤非常重要。

三、诊断意义

由于十二经分别和人体的五脏六腑有直接联系，所以在十二经上出现的异常能反映出五脏六腑的变化。同时，十二经本身的变化也会体现在经络上。

循推法是经络诊察中最重要的诊断方法。

第四节 切（候）按

一、切（候）

切，即切脉；候，即等待。切候诊法，通常简称"切诊"，是指切压全身体表经络脉动之处，等待一段时间，以了解经络虚实状态，判断经络正常与否的方法。

在经络诊察中强调的是切十二经体表脉动之处，脉动处通常是与心脏有直接联系的血管，由于脉动处存在于身体各个部位，与心脏距离各不相同，其所在部位的结构不同，所以各自所反映的病况也不同。以下是临床常用的十个脉动处，此外，全身还有很多其他脉动的地方，迄今尚未被医家充分认识，有待进一步研究。

（一）施用部位

切（候）法分别施用于额角额颞缝部、耳前颧骨缝中后部、面颊部下颌角前方大迎穴处、颈部颈动脉处、桡动脉处、腹部腹主动脉的搏动处、腹股沟外侧、足内踝后方、足背处、足背侧第一跖骨间隙的后方凹陷处。

（二）操作要求

1.时间：施用切（候）诊察时，时间上以清晨为佳。

2.体位：患者以仰卧位为宜。

3.平息：医者需保持呼吸自然均匀，清心宁神，以自己的呼吸计算患者脉搏的至数或感知脉动应指形象。

4.布指：医者选用左手或右手的食、中、无名指或拇指，与受诊者体表约呈45°角，以食指紧贴于脉搏搏动处。

（三）诊断意义

1.额角脉动

额角脉动，即颞浅动脉额支，在额颞缝部。切候额角动脉"以候头气"，可以了解头部气血的供应情况，或气血旺盛、亢进，或气血不足。额角脉动处相当于头维、颔厌、悬颅、悬厘的部位，相近少阳经的循行路线，同时这里也有阳明经和太阳经所过之处。额角脉动表现为亢进、有力、洪大、弦硬，则为实证，说明少阳气升有余、少阳火气上亢或肝阳上亢，临床常见于高血压、颅压高等；相反，若额角脉动较沉细弱，则为虚证，表示气虚，常见于颅压低、脑供血不足、低血压、低血糖等。晕厥、眩晕、偏头痛、面神经麻痹、三叉神经痛等患者，可以通过切候额角脉动以判断虚实。如有虚象可考虑灸气海、足三里，若有少阳实象可考虑用外关、足临泣泻少阳之火。

2.耳前脉动

耳前脉动，即颞浅动脉，位于下关前少许，在颧骨缝中后部。耳前脉动"以候面气"，即可以了解面部的气血供应状况。耳前脉动处为手少阳三焦经脉气所行之处，对面神经麻痹、面部痉挛、三叉神经痛有诊断价值，而部分的眼病与面颊病变也可以诊察此动脉。如耳前脉动有力洪大，表示面部气血旺盛，甚至可能壅阻，提示少阳经气旺盛或有余；如耳前脉动沉细弱，说明气血供应不足，少阳经气虚衰。如果脉动患侧大于健侧，属于实证；反之则为虚证。

3.颊部脉动

颊部脉动，即面动脉，位于下颌角前方大迎穴处。颊部脉动"以候齿气"，即可以了解口腔和牙齿的气血供应状况。

4.人迎脉

人迎脉，即颈动脉，位于喉结旁，以候胃气。人迎脉为足阳明胃经脉气所行之处，胃气是后天之本，通过切人迎脉可以了解胃气的状况，也可以了解脑部的血液供应状况。

在临床上，切人迎脉动还可以判断人的生命是否还能延续，为判断生死的一个重要窗口。若此处脉的搏动幅度虽浅，但轻按仍有力，说明有根，胃气不绝，则患者尚可维系些许时日；若人迎脉动塌陷，搏动虚弱，轻按即无，说明无根，胃气已绝，则患者处于危险状态，极有可能出现昏迷，甚至死亡。这就是中医所说的"有胃气则生，无胃气则死"。在此提醒，人迎脉动处按压要轻，不要压得太深，过度按压会影响心脏的搏动节律。

5.寸口脉

寸口脉，即桡动脉，位于桡骨头内侧。寸口脉为手太阴肺经脉气所行之处，因手太阴主一身之气，故寸口脉能反映全身的基本状况。切候寸口脉是中医诊病的最基本要求，本节不再赘述。

6.腹部脉动

腹部脉动，即腹主动脉的搏动，位于腹的深部。部分体形消瘦者，可触及腹部脉动，其搏动较为柔和、平缓，此为正常。一般人如果不是特别消瘦，腹部脉动是无法触及的。只有当腹部脉动的搏动受阻或者受到周围器官异常挤压，才能浮现出来而被触及。

如果在脐左侧切候到腹部脉动，即左侧肓俞至天枢处出现搏动异常，搏动强烈，甚至有抵抗感、坚硬，一般反映肝胆异常；此外，女性的子宫、卵巢病变，也可在腹部左侧切候到异常搏动。如果在脐右侧切候到腹部脉动，即右侧肓俞至天枢处出现搏动异常，同时感到下面有坚硬感、硬结状，往往提示肺或大肠有问题。如果在脐上切候到腹部脉动，即水分至下脘处，一般是脾胃的问题；脐上巨阙的动脉搏动则反映心的问题。如果在脐下切到腹部脉动，多为肾和膀胱的问题。

7. 冲门脉

冲门脉，即髂外动脉，位于腹股沟外侧。冲门脉是足太阴脾经脉气所行之处，切此可以了解脾经的气血状况。因其所处位置，亦可以了解小腹、盆腔气血供应的状况。

8. 太溪脉

太溪脉，即胫后动脉，位于足内踝后方。太溪脉是足少阴肾经脉气所行之处，切察此处可以了解肾气是否旺盛，如太溪脉沉细或沉细弱，说明肾气虚弱。肾气虚的高血压患者或肾虚牙痛者往往表现为太溪脉虚象。久病重病后，切太溪脉可以了解脏气的强弱。如重病者、老人久病者，太溪脉软弱无力，肉陷无弹力，说明体质太弱，病情难愈。

9. 冲阳脉

冲阳脉，又称趺阳脉，即足背胫前动脉，位于足背处。冲阳脉是足阳明胃经脉气所行之处，切此可以了解胃气的盛衰。若冲阳脉不衰，说明胃气犹存，病虽重而生机未绝；若冲阳脉绝而不至，则胃气衰竭，乃为险候。

10. 太冲脉

太冲脉，即第一跖背动脉，在肝经太冲穴处，位于足背侧第一跖骨间隙的后方凹陷处，以候肝之疾。

二、按（压）

按，也作"压"或"按压"，是根据部位用拇指或食、中、无名指按压、弹拨患者经络缝隙深层的肌肉、血管、肌腱、韧带、骨膜等部位（主要是肘、膝、腘、股、项等部位），了解其柔软、硬结、松弛、僵、短、缓、紧的状态，以判断各经变化的一种方法。

（一）施用部位

从广义上讲，腧穴都可以采用按法来了解穴下的情况，但本书讲的按法主要施用在肌肉较丰满的经络循行处，如胃脘、少腹、小腹等经络的循行线上，通过按压的弹性，感知指下有无异常。如胃部疾患时，要仔细按压胃脘部，诊察上脘、中脘、建里或下脘等部位，指下感觉有阻力、比较硬，或者特别松软，跟周围组织的感觉不同，皆提示存在异常。

有些部位在循推时可以兼用按压法，如察督脉的时候循推和按压都用。

（二）操作要求

按法主要是感受按压部位的异常感觉或异物，如异物的大小、质地、形状等。因此，按压操作要求缓缓用力，慢慢向下压，要有一定深度，静心体会指下的感觉。

（三）诊断意义

腹部是按法运用的主要部位。

1. 按压脐旁左侧

按压脐旁左侧，以候肝、胆，包括足厥阴经和足少阳经。如果在腹直肌的外侧缝隙里按到结节、结络、结块等，皆反映这两条经脉异常。

2. 按压脐旁右侧

按压脐旁右侧，以候肺、大肠，包括手太阴经和手阳明经。这个部位的结节或结块可以反映气管、呼吸道、大肠的病变。

3. 按压脐下 1~2 寸

按压脐下 1~2 寸（包括阴交、气海、石门），以候肾与膀胱。这个部位的异常，常见松软塌陷，而肿块比较少。反映肾和膀胱的功能障碍，气化能力减弱，一般是肾气虚，肾阳不足。

4. 按压脐上

按压时，可四指并拢行四指按压或单指拇指按压，从神阙到鸠尾分两个部分。

（1）上脘到鸠尾：按之则痛或按之则舒，反映心和心包的病变。如有压痛，同时伴有憋气、胀满、病满，就要辨别是心还是胃的问题。如果同时按压督脉的神道、灵台，或膀胱经的心俞、厥阴俞，有剧烈疼痛，可以考虑为心的病变。

（2）上脘到神阙：按压发现腹部肌肉紧张度增高，患者伴有痞满、发胀、疼痛，通常考虑是脾胃病。其中在上脘和中脘之间这一段出现异常，也需要排除心的问题，同样是在督脉进行诊察。如果筋缩、脊中异常，大部分属于胃的病变；当然，还可以配合按压胃俞、脾俞作为参考。

5. 按压脐中

按压脐中（包括肚脐上、下、左、右各 1 寸），以诊察心与小肠。脐部按压出现异常一般反映心和小肠的相关经络问题，不直接对应脏器。

第六章　筋膜灸疗法的治疗原则

第一节　温通与温补

筋膜灸疗是基于筋膜学理论，在人体筋膜结缔组织聚集处，即在刺激（艾灸）过程中产生较强生物学信息（神经、淋巴、交感）的部位进行艾灸疗法，从而达到防治疾病目的的一种疗法。艾灸是以艾为主要材料，点燃后在体表特定穴位或部位进行烧灼、温熨，以达到预防保健和治疗疾病的一种外治方法。艾灸治疗的临床效应，从气血的角度看，主要包括疏通气血和补益气血两类。艾灸的温热刺激具有温通、温补作用。疏通气血即是"以温促通"的温通作用和温通效应，补益气血即是"以温达补"的温补作用和温补效应。

一、温通作用

"温通"，即"以温促通"，"通"具有通畅、通达、通调等含义。艾灸温通效应即用艾灸的温热刺激作用于人体特定部位，可以产生促进人体气血运行通畅的效应和作用。《灵枢·刺节真邪》中就有关于温通的认识，如"火气已通，血脉乃行"。从疾病产生的病因病机来说，寒主收引，朱丹溪认为血有"见寒则凝"的病理特点。清代吴亦鼎的《神灸经纶》中，亦有"灸者，温暖经络，宣通气血，使逆者得顺，滞者得行"的阐述，指出灸法以温促通的主要特征是促进和保持气血运行通畅。

因此，以适宜的温热刺激作用于人体筋膜部位，针对机体气血不畅、气血不通的病理环节和病证性质，可以产生调和气血、宣通经络的作用和临床效应，即艾灸的温通作用和温通效应。温通既指出艾灸的刺激特点（温），又阐明了艾灸的作用特点（通）。艾灸以温促通的特点和作用机制，在临床上具体体现为散寒、清热、疏风、祛湿、活血、化瘀、拔毒、散结、发汗、利水、消肿、止痛、调脂、蠲痹等一系列温通效应。国医大师贺普仁基于"人身之气血喜温而恶寒""遇寒则凝聚不通，借助火热，得温则流通"，认为艾灸的温热刺激可以通过"温阳祛寒、疏通气血"达到治病的目的，故将艾灸归属于"温通法"范畴，也是突出了艾灸温热的作用特点和特性。

艾灸的温通作用还存在强弱和缓急的差异。一般来说，对于经络阻滞、气血不通的急症、重症，艾灸治疗需要量大火足，产生明显的即刻效应；对于痰浊瘀滞、气血不畅的慢性疾病，艾灸治疗可以采用量小火缓、徐徐温煦的方法，注重积累效应。前者是强通、急通，后者是弱通、缓通。

二、温补作用

"温补"即是"以温达补"，"补"具有补助、补益、补充等含义。艾灸的温补效应即是将艾灸的温热刺激作用于人体特定部位，可以产生补益人体气血和提高其功能的效应和作用。《内经》指出"阴阳皆虚，火自当之""陷下则灸之"，无论阴阳还是气血亏虚，都可以并且也需要用艾灸治疗，意味着艾灸都可以通过扶阳补气、阳生阴长的作用，达到温补的效应。朱丹溪的《丹溪心法》中有"大病虚脱，本是阴虚，用艾灸丹田者，所以补阳，阳生阴长故也"的总结，李梴的《医学入门》中亦有"虚者灸之，使火气以助元阳也"的论述，提示灸法的温热之火，具有强大的益气生血作用。

因此，以适宜的温热刺激作用于人体特定部位，针对机体阳气虚弱、阴血不足的病理环节和病证性质，艾灸可以产生扶阳补气、阳生阴长的作用和临床效应，即艾灸的温补作用和温补效应。艾灸以温达补的特点和作用机制，在临床上具体体现为回阳、升阳、滋阴、生血以及健脾、益肾等一系列温补效应。艾灸的温补作用也存在强弱和缓急的差异。对于阴阳离决、阳气暴脱、生命垂危的患者，如出现大汗淋漓、四肢厥冷、脉微欲绝的脱证，需要重灸急补；对于素体虚弱、阴阳两虚的患者，可以小量艾火、徐徐温煦，注重累积效应。

第二节　治标与治本

筋膜灸疗的治则，即筋膜灸疗治疗疾病的总法则，是在整体观念和辨证论治的指导下制定，以指导具体的立法、处方和用药；而治法是治疗疾病的具体方法，如汗法、吐法、和法、温法、清法、补法、消法等。

其中，筋膜灸疗治疗原则的主导思想是治病求本，即从错综复杂的临床现象，探求疾病之本质，并针对本质进行治疗。疾病的发生、发展，一般是通过若干症状显示出来的，但这些症状只是疾病的现象，不是疾病的本质。所以需要辨清病因病机，确立证候，找出疾病的本质。治病求本是任何疾病实施治疗时都必须遵循的最高原则。在治病求本的思想指导下，筋膜灸疗治则主要包括正治反治、治标治本、扶正祛邪、调整阴阳、调理气血、三因制宜等。本节着重介绍治标与治本。

一、"标"与"本"

标和本是一个相对概念，有多种含义，可用以说明病变过程中各种矛盾的主次关系。从正邪言：正为本，邪为标；从病因、症状言：病因为本，症状为标；从病变部位言：内脏为本，体表为标；从发病先后言：旧病、原发病为本，新病、继发病为标等。在实际应用时，"本"可随具体情况而定。一般而言，"治病必求于本"，然而在复杂多变的病证中，常有标本主次的不同，因而在治疗上就有先后缓急的区别。

二、急则治其标

急则治其标，是指病情非常严重，或者是在疾病发展过程中，出现危及生命的某些证候时所采取的一种治则。先病为本，后病为标。就是说在一般情况下，当以治本为主。《素问·标本病传论篇》谓："先病而后生中满者，治其标。""大小不利治其标。"张介宾注："诸病皆先治本，而惟中满者先治其标。盖以中满为病，其邪在胃，胃者脏腑之本也，胃满则药食之气不能行，而脏腑皆失其所禀，故先治此者，亦所以治本也。"胃病中满，则水谷之气与所入药物均不能运化脏腑，因之失其所养，而成为当务之急，即使继发于他病，亦应先治。大小便不利，邪无去路，满溢为患，虽属标病，满溢则事急，当利大小便。同时，如在临床见大出血的病人，无论属于何种原因，均应采取紧急措施，同时，当患者疼痛、酸痛难耐时，也可视情况针刺阿是穴，或邻近病变组织、器官所在部位，发挥腧穴近治作用。例如睛明、攒竹、承泣、四白等腧穴皆能治疗眼病，耳门、听会、听宫、翳风等穴都可用来治疗耳病，而中脘、建里、梁门等穴则均能治疗胃部病变。因此，在一般情况下，先治本病，后治标病。但在某种情况下，却应先治其新病。如某些慢性病患者，宿疾未愈而复感外邪，如果所感新病来势甚急，则应先治其外感新病，待新病愈后，再治宿疾。

三、缓则治其本

缓则治其本，是指在疾病的缓解期，病势迁延，暂无急重症的情况下，需着眼于疾病本质的治疗。因标病产生于本病，本病得治，标病也自然随之而去。如肺痨咳嗽，其本多为肺阴虚，故不应用一般的止咳法治其标，而应以滋养肺阴治其本。肺阴虚，宜滋宜润，以取肺俞、肾俞、三阴交及手太阴、足少阴经穴为主，针用补法或平补平泻法，一般不宜施灸。若咳嗽十分剧烈时，则又当别论。所以，"急则治其标，缓则治其本"治疗原则的实质，是在辨别病证缓急的基础上，来决定治疗的主次与先后等问题。而急则治标，不等于无须顾本；缓则治本，不等于无须治标。

四、标本兼治

标本兼治是指标病与本病并重，或者标病与本病密切相关，而须同时兼顾的治疗原则。《素问·标本病传论篇》说："谨察间甚，以意调之，间者并行，甚者独行。"间者并行，即是说病情轻浅，或虚实夹杂，表里、脏腑、气血等标本同病时，须两者兼顾之。例如，周围性面瘫，针灸取穴宜少取、循经取、远道取，其中特定穴是重点，多位于手足之端，取之激发经气补虚扶正效佳。人中、承浆是任督脉交接的穴位，以矫正纠偏调理阴阳；复溜、三阴交补益先后天；后溪、申脉既治眼睑不合又可解痉息风，防后遗症发生；迎香、合谷属多气多血的阳明经，二穴首尾相接顺经交叉取穴，鼓舞正气驱邪外出，由此治本；顺经针灸迎香、鼻通、攒竹、四白、巨髎、地仓、大迎、颊车、下关、头维穴，推动阳明经气血运行，由此治标。可见，标本的治疗法则，既有原则性，又有灵活性。临床应用或治本，或先治标，或标本兼治，应视病情变化适当掌握，但最终目的在于抓住疾病的主要矛盾，以治病求本为起点和终点。

第三节　局部与整体

人体是一个有机的整体，各脏腑、组织在生理和病理上相互联系、相互影响。所以，在辨证论治中要注重整体观念，善于处理局部与整体的关系。因为身体某一部分出现的局部病症，往往又是整体疾病症状的一部分。如头痛和目赤肿痛，多与肝火上炎有关；口舌生疮、小便短赤多因心和小肠有热；脱肛、子宫脱垂皆由中气不足引起。故窦汉卿在《针经指南·标幽赋》中说："观部分而知经络之虚实。"中医治病只有从整体观念出发，辨证施治，才不会出现头痛医头、脚痛医脚的片面倾向。

一、局部治疗

局部治疗是指针对病变的局部、邻近或是脏腑在体表的投影处选择穴位实施治疗的方法。如患者牙痛、面瘫取地仓、颊车；胃痛、腹泻取中脘、天枢；腰酸背痛取身柱、肾俞；手足疾病取合谷、太冲等。局部治疗作用是所有腧穴共同具有的治疗作用，体现了"腧穴所在，主治所在"的治疗特点。局部症状的解除，有助于全身性疾病的治疗。

二、整体治疗

整体治疗是指在立法施治时立足于整体实施治疗的方法。中医学认为，人体是一个以心为主宰，五脏为中心，通过经络"内属于脏腑，外络于肢节"联系的有机整体。就形体结构而言，任何局部都是整体的一个组成部分，与整体密切相关；就基本物质而言，各组织器官活动的物质是同一的（即精、气、血、津液）；就功能活动而言，结构上的整体性和基本物质的统一性，决定了各种不同功能活动之间的密切相关性：在分析疾病的病因病机时，亦立足于整体，着眼于局部病变的整体病理反应，认为任何一个局部的病变，都可以影响整体，常是整体功能失调在局部的反映，因此以"有诸内必形诸外"为理论依据，通过察脉、验舌，以及观察体表的变化，测知内脏及全身功能活动。通过观察分析五官、形体、色脉等外在的病理表现，判断内在脏腑的病理变化。所以临床施治用药之时，对于局部的病变，不是头痛医头、脚痛医脚，而是主张通过整体加以调治。四肢肘膝关节以下的腧穴以及背俞、募穴等，除了能治疗局部和邻近病变外，还能治疗头面、躯干、脏腑及全身的病变。部分腧穴如合谷、太冲、足三里、三阴交、大椎、百会、气海、关元等还可防治全身性疾病。整体治疗还包括针对某一病症的病因治疗。如外感发热、咳嗽取合谷、外关、列缺发汗解表、宣肺止咳；对肝阳上亢引起的头痛、眩晕，取太溪、太冲透涌泉滋水涵木、育阴潜阳等。

三、局部与整体同治

局部与整体同治在多数情况下，需要局部与整体同时调治。如在针灸治疗中，脾虚腹泻，局部取大横、天枢止泻，整体取脾俞、足三里健运脾胃；风火牙痛，局部取颊车、下关疏调经络之气，远端取合谷、内庭清降胃肠之火。如此将局部与整体有机地结合起来，既着眼于症状治疗，又注重病因病机治疗，能够明显提高治疗效果。

第四节　三因制宜

因时、因地、因人制宜，合称"三因制宜"。是指在治疗疾病的过程中，要根据季节气候、地区，以及人体的体质、性别年龄等不同情况，制订适宜的治疗方案。正如《内经》说："圣人之治病也，必知天地阴阳、四时经纪。"同时在分析疾病的过程中，做到具体情况，具体处理。这是"三因制宜"治则的精神所在，也是中医防治疾病的特点之一。

一、因时制宜

因时制宜，是指根据季节气候的特点，考虑治疗用药的原则。当然，这里所说的"时"含义甚广。它概括了季节、气候、昼夜时辰，以及运气等内容。而在临床，因时制宜大体上又可分因季节气候制宜和因昼夜时辰制宜两方面的内容。

四季气候变化对人体疾病的影响，是有一定规律可循的。春夏季节气候由温变热，阳气升发，人体的皮肤腠理疏松开泄。在这个时期，若有人外感风寒，治疗时，虽发表但不宜过用辛温发散药，以免开泄太过，耗伤气阴。秋冬季节气候由凉变寒，阴盛阳衰，人体的腠理致密，阳气内敛，此时若治热证，当慎用寒凉药物，以防伤阳。

从"天人相应"的观点出发，认为气血阴阳在人体运行是有时间节律性的，故疾病的变化与昼夜时辰节律之间也有一定的联系。据此，后世医家提出，治病当选择最佳服药时间。如叶天士对脾肾阳虚之人，主张朝服加减八味丸以温养肾阳，晚服异功散以培补脾气；下元虚损、精气散越之人，早进补阳守阴剂或金樱膏类，晚进异功散或益中消暑之剂。并归纳为"早温肾阳，晚补脾气"法。其他又有"晨滋肾阴，午健脾"；"晨补肾气，晚滋胃阴"；"早服摄纳下焦，暮进纯甘清燥"等。

《素问·八正神明论篇》提出："凡刺之法，必候日月星辰，四时八正之气，气定乃刺之。"在"三因制宜"思想的指导下，针灸前须重视发病易感因素，如季节气候、居住环境、饮食生活习惯等，分辨患者体质、疾病的阴阳寒热属性及病变所属脏腑经络，判断疾病发展周期及进程，多方面综合审视病情，以避免或减少造成失治、误治，并结合当前季节、时辰与经络脏腑流注节律，选择相应经络腧穴及针灸治疗方法。

二、因地制宜

不同地区，由于地势高低、气候条件及生活习惯各异，人体生理活动和病变特点也不尽相同，所以治疗用药应根据当地环境及生活习惯而有所变化。根据不同地区的地理特点，考虑治疗用药的原则，并选用适宜的方药，即为"因地制宜"。如我国西北高原地区，大气稀薄，可选灸疗，艾灸神阙、大椎穴可以缓解高原反应；东南地区滨海傍水，地势低洼，温热多雨，故病多温热或湿热，治疗宜清热或化湿。即使出现相同病证，在具体的治疗时也应考虑不同地区的特点。如同为外感风寒表证，均须辛温发汗解表，但由于西北地区气候寒冷，其民多腠理致密，可重用麻黄、桂枝之类辛温重剂；而东南地区由于滨海傍水，地势低洼，温热多雨，故病多温热或湿热，治疗宜清热或化湿，选择关元、气海、三阴交等。

三、因人制宜

根据患者年龄、体质、性别和生活习惯等不同特点来考虑治疗用药的原则，并选用适宜的方药即为"因人制宜"。

1.年龄

不同年龄则生理状况和气血盈亏不同，治疗选穴也应有所区别。如老年人生理功能减退，气血阴阳亏虚，脏腑功能衰弱，患病多为虚证或虚实夹杂，所以治疗要注意扶正，即便有实邪须采用泻法驱邪外出者，也要慎重考虑，且要中病即止，以防伤正；小儿虽生机旺盛，但气血未充，脏腑娇嫩，易寒易热，易虚易实，病情变化较快，故治小儿病要少用补益，忌投峻攻，疗程宜短，并随病情变化而及时调整治疗方案。

2.性别

男女性别不同，其生理、病理特点也各有差异，尤其是妇女，有经、带、胎、产的不同生理阶段，选穴应加以考虑。如月经期间，应慎用灸疗，以免造成出血不止；妊娠期间，应禁用或慎用腹部以及腰骶部穴位，避免使用可引起子宫收缩的穴位，以免出现流产；产后也应考虑气血亏虚及恶露等特殊情况，在治疗时兼顾补益、化瘀等。

3.体质

由于人们先天禀赋与后天调养等影响，形成了不同的体质特征，治疗时亦当综合考虑。如体质强者，病证多实，能够耐受攻伐，可选择通、开、散、降的穴位；体质弱者，病证多虚或虚实夹杂，不耐攻伐，故治疗宜补，慎用泻法。又如偏阳盛或阴虚体质者，当慎用灸法；偏阴盛或阳虚体质者，当慎用泻法。此外，有的患者素有某些慢性病或职业病，以及因情志因素、生活习惯等方面影响时，在诊治时也应注意。

因人制宜要求，治病时必须要看到人的整体及不同人的特点。因时、因地制宜，则强调了自然环境对人体的影响。因时、因地、因人制宜的治疗法则，充分体现了中医治病的整体观念和辨证论治在实际应用上的原则性和灵活性。只有全面地看问题，具体情况具体分析，善于因时、因地、因人制宜，才能取得较好的治疗效果。

第七章　筋膜灸疗法的技法分类

第一节　筋膜点灸

一、筋膜点灸的概念

点灸，是指采用艾条或经过特殊药物处理的艾条，点燃后作用在人体某一个穴位点或区域点的一种传统艾灸疗法，因其灸疗范围小，局部火力针对性强之特点，具有温经通络、祛风散寒、扶正祛邪的作用。

二、筋膜点灸的分类

根据筋膜点灸区域点的不同大小范围，又可分为筋膜雀啄点灸、筋膜雷火点灸和筋膜麦粒点灸。雀啄点灸与雷火点灸皆选用特制的筋膜灸，雷火灸是在特制的筋膜灸中加入中药，麦粒点灸是选用精细艾绒手搓成麦粒大小，或选择特别细小的艾炷点灸。不同的点灸选择的艾条不同，针对的范围也不同，治疗的功效自然也不尽相同。

筋膜灸

（一）筋膜雀啄点灸

1.定义

筋膜雀啄点灸，属于筋膜点灸的一种。是通过雀啄的操作手法，将灸法的作用点放在筋膜层次，点燃筋膜灸条端对准某一穴位点区域，一起一落进行灸治，以局部皮肤温热感为度，因施灸动作类似麻雀啄食而得名，此法较普通灸法温热感更强烈。

2.具体操作

选择室温合适的房间，患者取舒适体位，充分暴露施灸部位，在患者身上探寻病灶部分筋结点，寻找其筋结点（图7-1），进行标记揉切筋结点，判断其大小及活动度（图7-2），医者左手（押手）拇指置于施灸部位，或者中、食指分张置于施灸部位，右手手持筋膜灸条，将筋膜灸条的一端点燃，对准施灸的部位在距离皮肤2~3cm处进行熏烤和温熨（图7-3），以患者局部稍有刺胀灼痛感为宜。疼痛时，医者用押手轻抚施灸部位，并继续施灸，如鸟雀啄食状使艾条反复一起一落、一上一下，对准筋结点进行施灸，如鸟啄食一样，每分钟重复约10次，一般每穴灸15~30分钟。因为筋结点的存在，操作时间宜长，操作过程中要注意观察艾条燃烧情况，及时刮除燃尽的艾灰，以防艾灰掉落烫伤患者（图7-4）。

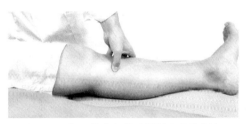

图7-1　探寻施灸部位（阴陵泉穴为例）

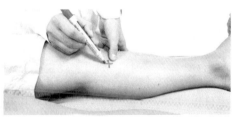

图7-2　标记施灸点

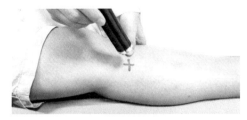

图7-3　施雀啄灸

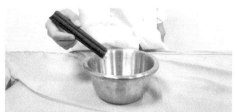

图7-4　刮除艾灰

3.适用范围

雀啄灸主要适用于感冒、急性疼痛、高血压、疖肿、脱肛、前列腺炎、晕厥急救、小儿急慢性病证等的治疗。

4.注意事项

切勿因过于接近皮肤造成烫伤，如若烫伤，可使用烧伤膏涂敷；若灸后出现无菌性水疱，皮肤可自行恢复。

（二）筋膜麦粒点灸

1.定义

筋膜麦粒点灸属于筋膜点灸的一种，即操作时将灸法的作用点放在筋膜层次，起到治疗疾病作用的一种方法。具有烟雾小、传感明显、疗效直接持久的特点。

2.具体操作

患者取舒适体位并充分暴露施灸部位，先在患者身上探寻病灶，一般为肌肉丰满的地方，以腹部为例进行探寻（图7-5），再行标记（图7-6）。然后对这个筋结点进行揉切，判断其大小及活动度。医者取较细的艾绒（高比例）将之在手心揉搓成麦粒大小的艾炷，接着在标记点处涂抹少许凡士林（图7-7），将艾炷置于其上，待艾炷燃烧（图7-8）剩2/5~1/5或受试者感到烫时，立即用镊子将残余艾炷取走，然后接着换炷灸。若患者对热敏感不耐受，可燃至艾炷剩一半时换炷灸,第二炷燃烧时,待艾炷剩余 1/3 时再取走。灸量循序渐进,让皮肤逐渐耐受。通常四肢灸 3~5 壮,肌肉丰厚部位可灸 7~9 壮,以患者能忍受为度。灸完一定壮数后,用消毒棉球将穴位处残留灰烬和油膏轻轻擦拭干净,通常不用涂抹消毒药物。

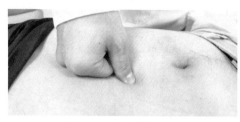

图 7-5　探寻施灸部位

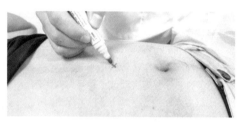

图 7-6　标记施灸点

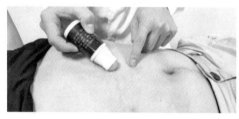

图 7-7　涂抹凡士林

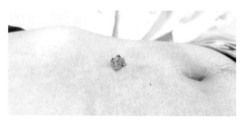

图 7-8　麦粒点灸

3. 适用范围

麦粒灸主要适用于带状疱疹、肺结核、支气管哮喘、慢性泄泻、类风湿关节炎等慢性或顽固性疾病。

4. 注意事项

因(麦粒)点灸范围小,皮肤温感较不敏感,注意灸疗时间和把控好距离,切勿灼伤。若皮肤灼伤严重,可冷敷处理或喷涂烧烫伤药物。

(三)筋膜雷火点灸

1. 定义

筋膜雷火点灸,是点灸的一种。指在特制的筋膜灸条中加入中药,制成特殊的筋膜雷火灸条,悬灸于皮肤筋结点上方的一种点灸法。本法是在雷火神针实按灸的基础上,改变其用法与配方发展而成的一种筋膜灸法,具有火力大、渗透力强的特点。

筋膜雷火点灸

2. 具体操作

患者取仰卧位,充分暴露施灸部位,先在患者身上探寻病灶部分的筋结点(图 7-9),进行标记,然后对此筋结点进行揉切,判断其大小及活动度(图

7-10）。医者左手（压手）拇指置于施灸部位旁，或者中、食指分张置于施灸部位两侧，右手持一端点燃的筋膜灸条，对准施灸部位，在距离皮肤2~3cm处进行熏烤和温熨，以灸至皮肤温热并出现热量向四周或身体内部渗透为度，不可令皮肤灼痛（图7-11）。灸毕，缓慢移至下一筋结点施灸。如此依次施灸诸个筋结点，操作同前，直至所标筋结点施灸完毕。在操作过程中要注意观察筋膜灸条处的燃烧情况，及时刮除燃尽的艾灰，防止艾灰掉落烫伤患者（图7-12）。

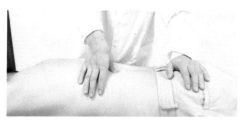

图 7-9　探寻施灸部位

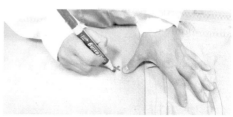

图 7-10　标记施灸点

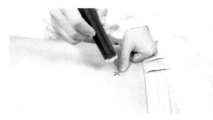

图 7-11　雷火灸

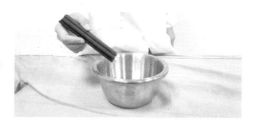

图 7-12　刮除艾灰

3. 适用范围

筋膜雷火点灸与普通艾灸不同，因其具有药物与艾灸的双重作用，适宜范围较之更广，适用于痛经、腰膝痛、颈椎痛、骨性关节炎、腹痛腹泻、过敏性鼻炎等证治疗。

4. 注意事项

因雷火点灸含有多种药物，进行雷火灸时，治疗人员可戴一次性手套操作。青光眼、眼底出血、孕妇、心脏病、呼吸衰竭、哮喘及高血压并发症期间等病症禁灸。

第二节　筋膜面灸

一、筋膜面灸的概念

筋膜面灸，即指灸疗范围控制在一定面积内的一种灸疗方法，相较于点灸而言，面灸的范围更大，适用于病痛面积较大的病症。

筋膜面灸

二、筋膜面灸的分类

筋膜面灸因其灸疗集中面积的不同，主要可分为回旋灸、年轮肚脐面灸、腹部九宫格灸、脾阳古灸－箱体灸。

（一）回旋灸

大椎回旋面灸

1. 定义

大椎回旋面灸属于筋膜面灸的一种，区别于常规的回旋灸法，大椎回旋面灸是在常规回旋灸即在施灸部位上左右往返移动或反复旋转施灸的基础上，通过手法将灸法的作用点放在筋膜层次，从而达到治疗疾病的目的。

2. 具体操作

患者选取俯卧位并充分暴露施灸部位，在患者的大椎穴处探寻病灶部分筋结点，并进行标记。然后对这个筋结点进行揉切，判断其大小及活动度。医者左手（押手）中、食指分张置于施灸部位两侧，右手持一端点燃的筋膜灸条，对准施灸部位，在距离皮肤 2~3cm 处进行熏烤和温熨，向左右方向移动或反复旋转施灸，以患者局部有麻痛感和灼痛感为宜，不可令皮肤灼痛。一般灸 10~15 分钟。

3. 适用范围

回旋灸主要适用于病损表浅而面积大者，如神经性皮炎、牛皮癣、股外侧皮神经炎、皮肤浅表溃疡、带状疱疹、褥疮等，对风湿痹证及周围性面神经麻痹也有效果。也可治疗咳嗽、冠心病、慢性鼻炎、白内障等疾病。

4. 注意事项

切勿因过于接近皮肤造成烫伤，如若烫伤，可使用烧伤膏涂敷。

（二）年轮肚脐面灸

年轮肚脐面灸
腹部九宫格灸

1. 定义

年轮肚脐面灸，即用筋膜灸条施灸于患者肚脐（即神阙穴）处，通过操作手法将灸法的作用点放在筋膜层次，以肚脐为中心，逐圈扩大，向肚脐四周旋转施灸至 3cm 范围，因其形成的施灸面似树木年轮，故名年轮肚脐面灸。

2. 具体操作

患者取仰卧位，并充分暴露施灸部位，以神阙穴为中心，向周围 3cm 处探寻病灶筋结点（图 7-13），并标记（图 7-14），然后揉切筋结点，判断其大小及活动度。医者左手（押手）中、食指分张置于施灸部位两侧，右手持一端点燃的筋膜灸条，对准施灸部位，在距离皮肤 2~3cm 处进行熏烤，以灸至皮肤温热并出现热量向四周或身体内部渗透为度，不可令皮肤灼痛。灸毕，缓慢移至下一筋结点施灸，如此逐点施灸，方法同前，直至所标筋结点施灸完毕（图7-15）。在操作过程中要注意及时刮除燃尽的艾灰（图7-16）。

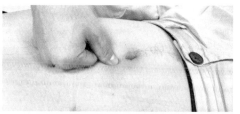

图 7-13 探寻施灸点

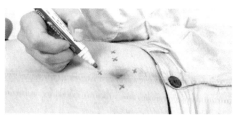

图 7-14 标记施灸点

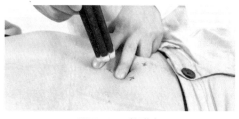

图 7-15 筋膜灸

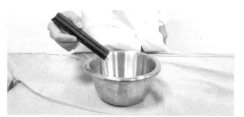

图 7-16 刮除艾灰

3. 适用范围

肚脐年轮面灸适用于消化系统疾病、生殖系统疾病、亚健康状态等。

（三）腹部九宫格灸

1. 定义

腹部九宫格灸，属于筋膜面灸法中的一种，即选取腹部、任脉及足阳明胃经的九个穴位，通过操作手法将灸法的作用点放在筋膜层次，从而达到治疗疾病的目的。这九个穴位是以神阙穴为中心，上方取中脘穴，双侧取梁门穴、水道穴、天枢穴，下方取关元穴，因其组成似九宫格，故名九宫格灸。具有范围大、局部面积温热刺激强的特点。

2. 具体操作

患者取仰卧位，充分暴露施灸部位，在以上9穴周围探寻病灶筋结点（图7-17），揉切筋结点判断其大小及活动度，并进行标记（图7-18），医者左手（押手）中、食指分张置于施灸部位两侧，右手持一端点燃的筋膜灸条，对准施灸部位，在距离皮肤2~3cm处进行熏烤和温熨，向左右方向移动或反复旋转施灸，以患者局部有麻痛感和灼痛感为宜，不可令皮肤灼痛（图7-19）。一般灸10~15分钟，以施灸穴位出现红晕为度。灸毕，缓慢移至下一筋结点施灸，如此依次施灸诸个筋结点，直至所标筋结点施灸完毕。在操作过程中要注意观察筋膜灸条燃烧情况，及时刮除燃尽的艾灰，以防艾灰掉落烫伤患者（图7-20）。

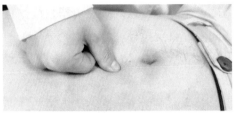

图 7-17　探寻施灸点

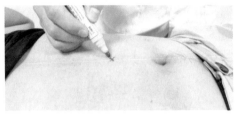

图 7-18　标记施灸点

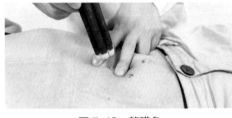

图 7-19　筋膜灸

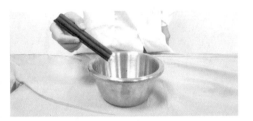

图 7-20　刮除艾灰

3. 适用范围

腹部九宫格灸因灸疗范围较大，适用于治疗痛经、宫寒不孕、腹痛腹泻等疾病。

4. 注意事项

注意把控艾条燃着端与皮肤之间的距离以免烫伤，如若烫伤，可使用烧伤膏涂敷。

（四）脾阳古灸－箱体灸

1. 定义

脾阳古灸，是一种秉承古法灸疗，适应于当下的箱体艾灸疗法。脾阳古灸主要是以补脾阳为目的，故而命名。其特点在于受热面积大，透热持久，不易上火，操作便捷，无烟环保，适应范围广。

脾阳古灸－箱体灸

2. 具体操作

首先准备灸疗所用器具及耗材（图 7-21），在操作前点燃温灸耗材，当灸材燃烧至 1/3 面呈红色时关火并将其夹出放置于聚能富温灸艾箱内，装好灸箱艾箱（图 7-22），将灸箱放在被灸者应灸部位，套上箱套，并给患者盖上毛巾毛毯（图 7-23），以防艾灸部位受风。在整个艾灸过程中应适时注意被灸者的感觉，及时擦拭汗液，待灸材燃烧完全后取下灸箱，安置好患者，清理艾灰。

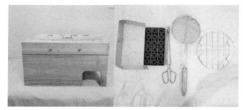

图 7-21　箱体及耗材展示

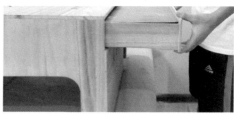

图 7-22　摆好灸箱

3.适用范围

适用于易感人群、胃痛、月经不调、乳腺增生、高血压、冠心病、中风后遗症等属于风寒湿、气虚、阳虚、气滞血瘀、经络不痛所致者。

4.注意事项

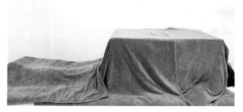

图 7-23　施灸

重度阳虚者不可大汗，注意操作过程中患者的保暖防护，避免受寒，灸疗时间因人而异，并非时间越长越好，灸后适量补水。

第三节　筋膜线灸

一、筋膜线灸的概念

筋膜线灸，即指灸疗范围呈现"一条线"或"多条线"的一种直线灸疗方法，相较于点灸而言，线灸灸疗范围更大；相较于面灸而言，灸疗范围更集中在某条经脉或某条通道上，适用于经脉通路的灸治。

二、筋膜线灸的分类

筋膜线灸因其灸疗排列方式的不同，可分为十字灸与筋膜督脉灸等。

筋膜线灸

（一）筋膜督脉灸

1.定义

筋膜督脉灸是指在督脉的脊柱段上（上起大椎穴，下至腰俞穴），通过操作手法将灸法的作用点放在筋膜层次，从而达到治疗疾病的目的。操作时用特制的灸条来进行操作。

2.具体操作

患者取俯卧位，充分暴露施灸部位，医者在督脉的脊柱段（上取大椎穴，下至腰俞穴），探寻病灶筋节点（图 7-24），标记、揉切筋节点，判断其大小及活动度（图 7-25）。医者左手（押手）中、食指分张置于施灸部位两侧，右手持一端点燃的筋膜灸条，对准施灸部位，在距皮肤 2~3cm 处进行熏烤和温熨，以灸至皮肤温热并出现热量向四周或沿督脉走行为度，不可令皮肤有灼痛。灸毕，缓慢移至下一筋节点施灸，如此逐点施灸，方法同前，直至所标筋节点施灸完毕（图 7-26）。也有顺经而灸、逆经而灸的操作方法，即从上往下灸为泻法，从下往上灸为补法。筋膜学理论认为，顺经脉而灸为补，逆经脉而灸为泻。在操作的过程中要注意观察筋膜灸条的燃烧情况，及时刮除燃尽的艾灰，以防艾灰脱落烫伤患者（图 7-27）。

3.适用范围

督脉灸适应于督脉诸症和慢性、虚寒性疾病，如慢性支气管炎、支气管哮喘、类风湿关节炎、萎缩性胃炎、慢性肠炎和慢性腹泻等疾病。

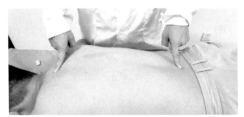

图 7-24　探寻施灸点

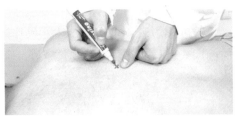

图 7-25　标记施灸点

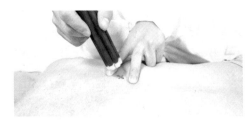

图 7-26　督脉灸

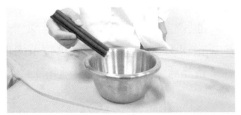

图 7-27　刮除艾灰

（二）二龙戏珠灸

1.定义

二龙戏珠灸是指以大椎穴作点拔罐，以膀胱经双侧第一侧线背腰段（肺俞至关元俞）为线，行筋膜灸。通过操作手法将灸法的作用点放在筋膜层次，达到治疗疾病的目的。因其形似二龙戏珠，故命名。

二龙戏珠灸
三阳开泰灸

2.具体操作

分为两步，艾灸和拔罐相结合，可以先拔罐，后艾灸；也可以先艾灸，后拔罐。患者取俯卧位，并充分暴露施灸部位，在膀胱经双侧第一侧线背腰段

（肺俞至关元俞）探寻病灶筋结点，进行标记。揉切筋结点，判断其大小及活动度。医者左手（押手）中、食指分张置于施灸部位两侧，右手持一端点燃的筋膜灸条，对准施灸部位，在距皮肤 2~3cm 处进行熏烤 1~2 分钟，然后对大椎穴实施拔罐（图 7-28），继而在膀胱经第一侧线上两侧进行施灸，灸至皮肤温热并出现热量向四周或身体内部渗透为度，不可令皮肤灼痛。灸毕，缓慢移至下一筋结点施灸，如此逐点施灸，方法同前，直至所标筋结点施灸完毕，取下大椎处罐。在操作过程中要注意及时刮除燃尽的艾灰。同时在施灸过程中遵循虚症从上至下施灸，实证则从下至上施灸，因为我们筋膜灸强调的是顺经脉而灸为补，逆经脉而灸为泻的原则。

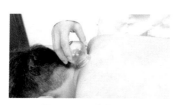

图 7-28 大椎拔罐

3. 适用范围

二龙戏珠灸主要适用于四肢不温、外感风寒引起的感冒、发热等。

4. 注意事项

在操作过程中要注意观察筋膜灸条的燃烧情况，及时刮除燃尽的艾灰，以防艾灰掉落烫伤患者。

（三）三阳开泰灸

1. 定义

三阳开泰灸是指以督脉脊柱段（上起大椎穴，下至腰俞穴）、膀胱经双侧第一侧线背腰段（肺俞至关元俞）为线，行筋膜灸，通过操作手法将灸法的作用点放在筋膜层次，从而达到治疗疾病的目的。因督脉、膀胱经、背部均属阳，为三条阳经，故命名。

2. 具体操作

患者取俯卧位，并充分暴露施灸部位，分别在督脉脊柱段（上起大椎穴，下至腰俞穴）、膀胱经双侧第一侧线背腰段（肺俞至关元俞）探寻病灶筋结点（图 7-29），进行标记（图 7-30）。揉切筋结点，判断其大小及活动度。医者左手（押手）中、食指分张置于施灸部位两侧，右手持一端点燃的筋膜灸条，对准施灸部位距皮肤 2~3cm 处进行熏烤，以灸至皮肤温热并出现热量向四周或沿经脉走行为度，不可令皮肤灼痛（图 7-31）。在操作过程中，注意及时刮除燃尽的艾灰（图 7-32）。灸毕，缓慢移至下一筋结点施灸，如此逐点施灸，方法同前，直至所标筋结点施灸完毕。

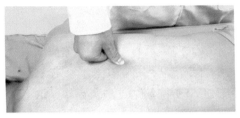

图 7-29　探寻施灸点（督脉）

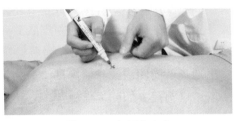

图 7-30　标记施灸点

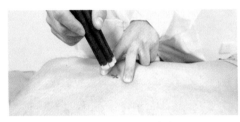

图 7-31　三阳开泰灸

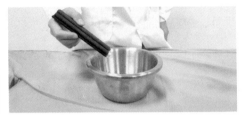

图 7-32　刮除艾灰

3. 适用范围

由于三阳开泰灸的作用是在背部三条阳经上，因此适用于阳气不足，因受寒引起的肌肉、筋膜挛缩而致的各种颈、腰疼痛。

4. 注意事项

在操作过程中要注意观察筋膜灸条燃烧情况，及时刮除燃尽的艾灰，以防艾灰掉落烫伤患者。

（四）筋膜十字灸

1. 定义

筋膜十字灸，属于筋膜线灸的一种，是指用特制的筋膜灸条，以温和灸的形式施灸于患者腹部，通过操作手法将灸法的作用点放在筋膜层次，从而达到治疗疾病的目的。

筋膜十字灸

2. 具体操作

患者取仰卧位，充分暴露施灸部位，先在患者身上探寻病灶部分的筋结点（图 7-33），然后对这个筋结点进行揉切，判断其大小及活动度，进行标记（图 7-34）。其范围涵盖任脉上的筋结点以及横平肚脐水平线的筋结点。呈现"十"字型，医者左手（压手）中、食指分张置于施灸部位两侧，右手持一端点燃的筋膜灸条，对准施灸部位，在距离皮肤 2~3cm 处进行熏烤和温熨，以灸至皮肤温热并出现热量向四周或身体内部渗透为度，不可令皮肤灼痛（图 7-35）。灸毕，缓慢移至下一筋结点施灸，如此依次施灸诸个筋结点的操作同前，直至所标筋结点施灸完毕。在操作过程中要注意观察筋膜灸条处艾炷燃烧情况，及时刮除燃尽的艾灰，以防艾灰掉落烫伤患者（图 7-36）。

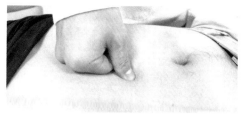

图 7-33　探寻施灸点

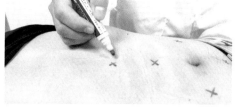

图 7-34　标记施灸点

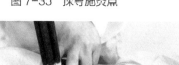

图 7-35　十字灸

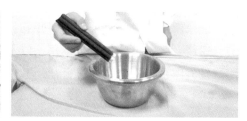

图 7-36　刮除艾灰

3.适用范围

适用于月经不调、痛经等妇科疾病，消化系统疾病等。

三、筋膜线灸的注意事项

督脉灸与十字灸一样，凡是大饥大渴、过劳、惊恐、大汗、大失血、恼怒时忌灸，高血压、糖尿病、心脏病者慎灸。在行督脉灸的过程中应随时注意观察，切勿烫伤患者，灸完当天切勿用冷水洗澡。

第八章　筋膜灸疗法的适应证与禁忌证

第一节　筋膜灸疗法的适应证

筋膜灸疗法的适应范围广泛，凡内科、儿科、妇科、男科、皮肤科、外科、骨伤科、眼科和耳鼻喉科诸多常见、多发病都可用本疗法治疗。如各种虚寒病证、风寒湿痹、风寒表证、颈肩腰腿痛、痛经、寒性腹痛吐泻、亡阳虚脱、阳痿、遗精、气虚下陷之内脏下垂，以及疮疡初起、瘰疬等。同时筋膜灸疗法还能激发人体正气，增强抗病能力，起到防病保健的作用。

第二节　筋膜灸疗法的禁忌证

一、禁灸部位

1.心脏虚里处、大血管处、皮薄肉少处。

2.孕妇下腹部与腰骶部、囟门未合之小儿前头部。

3.睾丸、乳头与阴部。

4.颜面部、五官、督脉穴脊椎段、关节活动处不宜行瘢痕灸。

二、禁灸病证

1.外感风热、各种感染性发热、高热、脉象数疾者。

2.实热证、阴虚内热、抽搐痉挛、极度衰竭、形瘦骨弱者。

三、禁灸时机

1.自然因素：风雨雷电、大寒盛暑。

2.人体因素：极度疲劳、情绪不安、大汗淋漓、妇女经期。

临床诊疗篇

第九章　头面部病症

　　筋膜分为浅筋膜和深筋膜。浅筋膜位于皮下，由疏松结缔组织构成，深筋膜位于浅筋膜深面，由致密结缔组织构成，两者对于肌肉、血管和神经有一定的保护作用。头面部肌肉位置大多表浅，主要分为面肌和咀嚼肌。面肌主要分为环形肌和辐射肌两种，有闭合或开大口、眼、鼻等孔裂的作用，同时牵动面部皮肤显示喜怒哀乐等各种表情，故面肌又称表情肌。咀嚼肌包括颞肌、咬肌，翼内肌和翼外肌，分布于颞下颌关节周围，参与咀嚼运动。

　　《诸病源候论·风口㖞候》云："风邪入于足阳明、手太阳之经，遇寒则筋急引颊，故使口㖞僻，言语不正，而目不能平视。"《古今医统大全·头痛门》对头痛病进行总结说："头痛自内而致者，气血痰饮、五脏气郁之病，东垣论气虚、血虚、痰厥头痛之类是也；自外而致者，风寒暑湿之病，仲景伤寒、东垣六经之类是也。"头面部病症主要表现为病变局部出现疼痛、耳聋耳鸣、面部肌肉群运动功能障碍等临床表现。中医学中暂没有对颈项部筋膜病症的描述，但是根据其发病原理以及病因病机可归属于中医"痹证"范畴。头面部病症的病因病机不外乎外感与内伤两方面，外感主要与六淫邪气、饮食不节等有关，内伤与肝郁脾虚、肾气不足、痰浊湿盛等而致血瘀气滞，经行不畅有关。艾灸疏经通络、活血化瘀止痛的功效尤适宜于头面部筋膜病。

第一节　头痛（偏头痛）

　　头痛是临床常见症状，表现为患者自觉头部疼痛，常见胀痛、闷痛、撕裂样痛、电击样疼痛、针刺样痛，部分伴有血管搏动感及头部紧箍感，以及恶心、呕吐、头晕等症状。偏头痛即是一种反复发作、搏动样的剧烈头痛，常累及一侧头部，也可双侧受累。

【病因病机】

　　头痛的发生与外感风邪、情志、饮食、体虚久病等因素有关，头为"髓海"，又为诸阳之会、清阳之府，且足厥阴肝经、督脉均行于头部，故手足三阳经、足厥阴肝经、督脉与头痛密切相关。无论外感因素还是内伤因素，凡可导致头部经络功能失常、气血失调、脉络不通或脑窍失养等，均可导致头痛。故本病的基本病机是气血失和、经络不通或脑络失养。

【辨证】

以头部疼痛为主要症状，可发生在前额、两颞、颠顶、枕项或全头等部位，头痛较甚者，可伴见恶心呕吐、畏光、烦躁等症。

十二经脉中，手足三阳经、足厥阴肝经循行于头部的不同部位，故临床上分别将前额头痛、偏头痛、后头痛、颠顶痛依据辨位原则分别归为阳明头痛、少阳头痛、太阳头痛和厥阴头痛。又可根据不同的病因病机，分为外感头痛、肝阳头痛、血虚头痛、痰浊头痛或瘀血头痛。

【治疗】

1.治法

调和气血，通络止痛。

2.取穴

主穴：

阳明头痛：头维、印堂、阳白、阿是穴、合谷。

少阳头痛：太阳、丝竹空、率谷、风池、阿是穴、侠溪。

太阳头痛：天柱、风池、后顶、阿是穴、后溪。

厥阴头痛：百会、四神聪、阿是穴、太冲。

配穴：外感头痛配风府、列缺；肝阳头痛配行间、太冲；血虚头痛配三阴交、足三里；痰浊头痛配丰隆、中脘；瘀血头痛配血海、膈俞。

3.操作

雀啄点灸：选择室温合适的房间。患者取舒适体位，充分暴露施灸部位，在患者身上探寻病灶，寻找其筋结点，进行标记，然后揉切筋结点，判断其大小及活动度。医者左手（押手）中、食指分张置于施灸部位，右手手持筋膜灸条，将筋膜灸条的一端点燃，对准施灸的部位，在距离皮肤 2~3cm 处进行熏烤和温熨，以患者局部稍有刺胀灼痛感为宜。施灸时，如鸟雀啄食状使艾条反复一起一落，一上一下，对准筋结点进行施灸，每分钟重复约 10 次，一般每穴灸15~30 分钟。疼痛时，医者用押手轻抚施灸部位，并继续施灸。

雷火点灸：患者取仰卧位，充分暴露施灸部位，先在患者身上探寻病灶部分的筋结点，进行标记，然后对此筋结点进行揉切，判断其大小及活动度。医者左手（压手）中、食指分张置于施灸部位两侧，右手持一端点燃的筋膜灸条，对准施灸部位，在距离皮肤 2~3cm 处进行熏烤和温熨，以灸至皮肤温热并向四周或身体内部渗透为度，不可令皮肤灼痛。灸毕，缓慢移至下一筋结点施灸，如此依次施灸诸个筋结点，操作同前，直至所标筋结点施灸完毕。

【按语】

1.嘱患者灸疗后避风寒，服温水，保持室内通风。

2.应减少摄入酒、咖啡、茶叶等易诱发疼痛的饮食，同时保持清淡饮食，忌食肥甘厚腻、辛辣刺激、生冷之物。

第二节　三叉神经痛

三叉神经痛又称"面痛"，是以眼部、面颊部出现放射性、烧灼样抽掣疼痛为主症的疾病。多发于 40 岁以上的女性。

【病因病机】

面痛的发生常与外感邪气、外伤、情志不调等因素有关。手足三阳经交于面部，与本病有密切关系。无论是外感邪气、外伤成瘀，还是情志内伤或久病，凡导致面部经络气血痹阻、经脉不通，均可产生面痛。故本病的基本病机是面部经络气血阻滞，不通则痛。

【辨证】

主症为面部突发疼痛，呈闪电样、刀割样、针刺样、电灼样剧烈疼痛，痛时可引起面部肌肉抽搐，多伴有面部潮红、流泪、流涎、流涕等，常因说话、吞咽、刷牙、洗脸、冷刺激、情绪变化等诱发。一般持续数秒至数分钟。发作次数不定，间歇期无症状。疼痛以面颊、上下颌和舌部最明显，轻触鼻翼、颊部和舌可以诱发，称为扳机点。

眼部痛：表现为眼部电灼样疼痛，属足太阳经病证。

上颌、下颌部痛：表现为上颌、下颌部电击样疼痛，属手、足阳明和手太阳经病证。

【治疗】

1.治法

通经活络止痛。

2.取穴

主穴：四白、下关、地仓、合谷、太冲。

配穴：眼部疼痛配攒竹、阳白；上颌部疼痛配巨髎、颧髎；下颌部疼痛配承浆、颊车。

3.操作

雀啄点灸： 选择室温合适的房间。患者取舒适体位，充分暴露施灸部位，在患者身上探寻病灶，寻找其筋结点，进行标记，然后揉切筋结点，判断其大小及活动度。医者左手（押手）中、食指分张置于施灸部位，右手手持筋膜灸条，将筋膜灸条的一端点燃，对准施灸的部位，在距离皮肤 2~3cm 处进行熏烤和温熨，以患者局部稍有刺胀灼痛感为宜。施灸时，如鸟雀啄食状使艾条反复一起一落，一上一下，对准筋结点进行施灸，每分钟重复约 10 次，一般每穴灸 15~30 分钟。疼痛时，医者用押手轻抚施灸部位，并继续施灸。

雷火点灸：患者取仰卧位，充分暴露施灸部位，先在患者身上探寻病灶部分的筋结点，进行标记，然后对此筋结点进行揉切，判断其大小及活动度。医者左手（压手）中、食指分张置于施灸部位两侧，右手持一端点燃的筋膜灸条，对准施灸部位，在距离皮肤 2~3cm 处进行熏烤和温熨，以灸至皮肤温热并向四周或身体内部渗透为度，不可令皮肤灼痛。灸毕，缓慢移至下一筋结点施灸，如此依次施灸诸个筋结点，操作同前，直至所标筋结点施灸完毕。

【按语】

1. 嘱患者灸疗后避风寒，饮温水，保持室内通风。

2. 合理安排生活与工作时间，劳逸结合，保持轻松愉悦的心情。

第三节　面瘫

面瘫又称"口眼㖞斜"，临床表现为一侧面部肌肉板滞、麻木、额纹消失、眼裂变大、鼻唇沟变浅、鼓腮漏气等，部分患者初起时还有耳后疼痛、患侧舌前 2/3 味觉减退或消失、听觉过敏等症，病程日久，可因瘫痪肌肉出现挛缩，口角反牵向健侧，甚至出现面肌痉挛。本病是临床常见病、多发病，不受年龄限制。

【病因病机】

面瘫的发生常与劳作过度、正气不足、风寒或风热乘虚而入等因素有关。与少阳、阳明经筋相关，基本病机是气血痹阻，经筋功能失调。

【辨证】

本病常急性发作，多在睡眠醒来时出现一侧面部肌肉板滞、麻木、瘫痪，额纹消失，眼裂变大，露睛流泪，鼻唇沟变浅，口角下垂歪向健侧，病侧不能皱眉、蹙额、闭目、露齿、鼓颊等症状；部分患者初起时有耳后疼痛，还可出现患侧舌前 2/3 味觉减退或消失、听觉过敏等症。可按病因病机分为以下几类。

风寒外袭型：发病初期，面部有受凉史。舌淡，苔白，脉浮紧。

风热侵袭型：发病初期，伴有发热、咽痛、耳后乳突部疼痛。舌红，苔薄黄，脉浮数。

气血不足型：恢复期或病程较长的患者，兼见肢体困倦无力、面色淡白、头晕等。舌淡，苔薄，脉细弱。

【治疗】

1. 治法

祛风通络，疏调经筋。

2. 取穴

主穴：阳白、四白、颧髎、颊车、地仓、翳风、牵正、太阳、合谷。

配穴：风寒外袭型配风池、风府；风热侵袭型配外关、太冲；气血不足型配足三里、气海。味觉减退配足三里；听觉过敏配阳陵泉；抬眉困难配攒竹；鼻唇沟变浅配迎香；人中沟歪斜配水沟；颏唇沟歪斜配承浆；流泪配太冲。

3. 操作

雀啄点灸：选择室温合适的房间。患者取舒适体位，充分暴露施灸部位，在患者身上探寻病灶，寻找其筋结点，然后进行标记。揉切筋结点，判断其大小及活动度。医者左手（押手）中、食指分张置于施灸部位，右手手持筋膜灸条，将筋膜灸条的一端点燃，对准施灸部位，在距离皮肤 2~3cm 处进行熏烤和温熨，以患者局部稍有刺胀灼痛感为宜。施灸时，如鸟雀啄食状使艾条反复一起一落，一上一下，对准筋结点进行施灸，每分钟重复约 10 次，一般每穴灸 15~30 分钟。疼痛时，医者用押手轻抚施灸部位，并继续施灸。

脾阳古灸－箱体灸：首先准备灸疗所用器具及耗材，在操作前点燃煴灸耗材，当灸材燃烧至 1/3 呈红色时关火，并将其夹出放置于聚能富煴灸艾箱内，装好灸箱艾箱，将灸箱放在被灸者应灸部位处套上箱套，并给患者盖上毛巾或毛毯，以防艾灸部位受风。在整个艾灸过程中应适时注意被灸者的感觉，及时擦拭患者汗液，待灸材燃烧完全后取下灸箱，安置好患者，清理艾灰。

【按语】

1. 嘱患者灸疗后避风寒，服温水，保持室内通风。

2. 合理安排生活与工作时间，劳逸结合，保持轻松愉悦的心情。

3. 可对患侧进行热敷，促进局部血液循环。

4. 急性期减少户外活动，忌面部受凉，保持眼部清洁。

5. 有味觉障碍的患者应注意食物的冷热度，注意饭后及时漱口，保持口腔清洁。

第四节　颞下颌关节紊乱症

颞下颌关节紊乱症为口腔颌面部的常见疾病，多因外伤、劳损、寒冷刺激或周围组织炎症波及等因素导致咀嚼肌疲劳、炎症反应或颞下颌关节各组成结构之间运动失常，而引疼痛、弹响、肌肉酸痛、张口受限等症状。少数患者伴有头昏、耳鸣和听觉障碍。

【病因病机】

颞下颌关节紊乱症的发生常与外邪侵袭、咀嚼硬物、暴力打击等因素有关，本病病位在面部经筋，基本病机是面部经筋痹阻，气血不通。

【辨证】

主症有关节局部酸胀或疼痛、关节弹响和下颌运动障碍。疼痛部位可在关节区或关节周围，并可伴有轻重不等的压痛。关节酸胀或疼痛尤以咀嚼及张口时明显。弹响在张口活动时出现。常见的运动阻碍为张口受限，张口时下颌偏斜，下颌左右侧运动受限等。灸疗主要用于以下证型：

寒湿痹阻型：颞下颌关节疼痛，开口不利，遇寒湿、冷风刺激症状加重，得热则减。舌淡，苔薄白，脉弦细。

瘀血阻滞型：局部持续性疼痛，易疲劳，开口受限且疼痛加重、拒按。舌紫暗或有瘀斑，脉涩。

【治疗】

1.治法

舒筋活络，止痛利节。

2.取穴

主穴：阿是穴、下关、颊车、听宫、合谷。

配穴：寒湿痹阻型配风池、外关；瘀血阻滞型配足三里、膈俞。伴弹响配颧髎、上关。

3.操作

雀啄点灸：选择室温合适的房间。患者取舒适体位，充分暴露施灸部位。在患者身上探寻病灶，寻找其筋结点，然后进行标记。揉切筋结点，判断其大小及活动度。医者左手（押手）中、食指分张置于施灸部位，右手手持筋膜灸条，将筋膜灸条的一端点燃，对准施灸的部位，在距离皮肤2~3cm处进行熏烤和温熨，以患者局部稍有刺胀灼痛感为宜。施灸时，如鸟雀啄食状使艾条反复一起一落，一上一下，对准筋结点进行施灸。每分钟重复约10次，一般每穴灸15~30分钟。患者感疼痛时，医者可用押手轻抚施灸部位，并继续施灸。

雷火点灸：患者取仰卧位，充分暴露施灸部位，先在患者身上探寻病灶部分的筋结点，进行标记。然后对此筋结点进行揉切，判断其大小及活动度。医者左手（压手）中、食指分张置于施灸部位两侧，右手持一端点燃的筋膜灸条，对准施灸部位，在距离皮肤2~3cm处进行熏烤和温熨，以灸至皮肤温热并向四周或身体内部渗透为度，不可令皮肤灼痛。灸毕，缓慢移至下一筋结点施灸，如此依次施灸诸个筋结点，操作同前，直至所标筋结点施灸完毕。

【按语】

1. 嘱患者灸疗后避风寒，饮温水，保持室内通风。

2. 尽量减少摄入坚硬食物，咀嚼食物时，应细嚼慢咽。

第五节　耳鸣耳聋

耳鸣以耳内鸣响、如蝉如潮、妨碍听觉为主症，耳聋以听力不同程度的减退或失听为主症，轻者称"重听"。临床上，耳鸣、耳聋既可单独出现，亦可先后发生或同时并见。

【病因病机】

本病的发生常与外感风邪、肝胆火旺、肾精亏虚等因素有关。本病病位在耳，与肝、胆、肾关系密切。实证多因外感风邪或肝胆郁火循经上扰清窍；虚证多因肾精亏虚，耳窍失养。基本病机是邪扰耳窍或耳窍失养。

【辨证】

耳鸣以耳内鸣响，如蝉如潮，妨碍听觉为主症；耳聋以听力不同程度减退或失听为主症，轻者称"重听"。灸疗主要用于以下证型：

外感风邪型：继发于感冒，猝发耳鸣、耳聋、耳闷胀，伴头痛恶风、发热口干。舌质红，苔薄白或薄黄，脉浮数。

肝胆火旺型：耳鸣、耳聋每于郁怒之后突发或加重，兼有耳胀、耳痛，伴头痛面赤、口苦咽干、心烦易怒、大便秘结。舌红，苔黄，脉弦数。

肾精亏虚型：久病耳聋或耳鸣，时作时止，声细调低，按之鸣声减弱，劳累后加剧，伴头晕、腰酸、遗精。舌红，苔少，脉细。

【治疗】

1. 治法

疏风泻火，通络开窍。

2. 取穴

主穴：

外感风邪、肝胆火旺型：听会、翳风、中渚、侠溪。

肾精亏虚型：听宫、翳风、太溪、肾俞。

配穴：外感风邪配风池、外关；肝胆火旺配行间、丘墟。

3. 操作

雀啄点灸：选择室温合适的房间。患者取舒适体位，充分暴露施灸部位。在患者身上探寻病灶，寻找其筋结点，然后进行标记。揉切筋结点，判断其大小及活动度。医者左手（押手）中、食指分张置于施灸部位，右手手持筋膜灸条，将筋膜灸条的一端点燃，对准施灸的部位，在距离皮肤 2~3cm 处进行熏烤和温熨，以患者局部稍有刺胀灼痛感为宜。施灸时，如鸟雀啄食状使艾条反复一起一落，一上一下，对准筋结点进行施灸。每分钟重复约 10 次，一般每穴灸 15~30 分钟。患者感疼痛时，医者可用押手轻抚施灸部位，并继续施灸。

督脉灸：选择室温合适的房间。患者取俯卧位，充分暴露施灸部位，医者在督脉的脊柱处（上取大椎穴，下至腰俞穴），探寻病灶筋节点，标记、揉切筋节点，判断其大小及活动度。医者左手（押手）食、中指分张置于施灸部位两侧，右手持一端点燃的筋膜灸条，对准施灸部位，在距皮肤 2~3cm 处进行熏烤和温熨，以灸至皮肤温热并出现热量向四周或沿督脉走行为度，不可令皮肤有灼痛。灸毕，缓慢移至下一筋节点施灸，如此逐点施灸，方法同前，直至所标筋节点施灸完毕。

【按语】

1. 调整心态，不要过度紧张，积极配合医生的诊治。

2. 避免在噪声环境下长时间逗留或过多地接触噪声。

3. 少吸烟、少喝酒、生活作息有规律，睡眠时间不宜过长（中青年 7~8 小时，老年人 6 小时睡眠即可）。

第十章 颈项部病症

筋膜包裹肌纤维、肌束甚至整块肌肉，其主要功能在于将肌肉产生的力量传递到肌腱，再由肌腱传递到骨骼，从而带动骨骼运动。颈项部肌肉主要分布于颈部浅筋膜内，包括颈阔肌、胸锁乳突肌、舌骨上肌群、舌骨下肌群、椎前肌群、斜角肌群及枕下肌群。

《灵枢·经筋》谓："经筋之病，寒则反折筋急。"颈项部的病症主要表现为病变局部，出现颈项部疼痛、僵硬，身体疲劳，睡眠差等临床表现。中医学中暂没有对颈项部筋膜病症的描述，但是根据其发病原理以及病因病机可将其归入"筋痹"范畴。颈项部病症的病因病机不外乎外感六淫邪气、跌仆外伤等导致经络痹阻，气血瘀阻，不通则痛；内由肝肾亏虚、正气不足、七情内伤等导致气血壅阻无以通达周身，致局部筋肉脉络不荣则痛。因此借助艾灸的温通温补之效可以疏通经络、活血化瘀止痛。

本章所涉及的颈项部病症为临床上常见的落枕、颈椎病，需掌握各疾病的临床表现、病因病机、辨证，以及灸法的治疗要点。

第一节　落枕

落枕是指急性单纯性颈项强痛、活动受限的一种病症，属于颈部筋膜病症。多发于睡眠后，无明显外伤史。见颈项部疼痛，重者疼痛牵及肩背部。检查可见胸锁乳突肌、斜方肌，或肩胛骨内上角肩胛提肌处压痛明显。头颈部主、被动活动均受限，轻轻搬动则疼痛难忍。

【病因病机】

睡眠姿势不正，枕头高低不适，或负重颈部过度扭转使得颈部筋膜受损；或因风寒侵袭颈项，寒主收引，筋络拘急，颈部筋脉失和，气血运行不畅，不通则痛。颈项部主要为手三阳经和足少阳经所主，因此手三阳经和足少阳经筋络受损，气血不畅为本病的主要病机。

【辨证】

颈项强痛，活动受限，项背部或颈肩部压痛明显。临床常见以下几型。

督脉、太阳经型：项背部强痛，低头时加重，项背部压痛明显。

少阳经型：颈肩部疼痛，头部歪向患侧，颈肩部压痛明显。

【治疗】

1. 治法

舒筋活血，通络止痛。

2. 取穴

主穴：天柱、阿是穴、后溪、悬钟、外劳宫。

配穴：督脉、太阳经型配大椎、申脉；少阳经型配风池、肩井。

3. 操作

雀啄点灸：选择室温合适的房间。患者取舒适体位，充分暴露施灸部位。在患者身上探寻病灶，寻找其筋结点，然后进行标记。揉切筋结点，判断其大小及活动度。医者左手（押手）中、食指分张置于施灸部位，右手手持筋膜灸条，将筋膜灸条的一端点燃，对准施灸的部位，在距离皮肤2~3cm处进行熏烤和温熨，以患者局部稍有刺胀灼痛感为宜。施灸时，如鸟雀啄食状使艾条反复一起一落，一上一下，对准筋结点进行施灸。每分钟重复约10次，一般每穴灸15~30分钟。患者感疼痛时，医者可用押手轻抚施灸部位，并继续施灸。

【按语】

1. 嘱患者灸疗后避风寒，饮温水，睡眠时注意枕头应高低适度。

2. 反复出现落枕时应考虑颈椎病，严重者应及时就医。

第二节　颈椎病

颈椎病是指颈椎骨质增生、颈项韧带钙化、颈椎间盘萎缩退化等改变，刺激或压迫颈部神经、脊髓、血管而产生的一系列症状或体征的综合征，简称颈椎病。本病发病缓慢，以头枕、颈项、肩背、上肢等部位疼痛以及进行性肢体感觉和运动功能障碍为主症。轻者表现为头晕、头痛，恶心，颈肩疼痛，上肢疼痛、麻木无力；重者可导致瘫痪，甚至危及生命。

【病因病机】

随着年龄的增长，颈椎间盘发生退行性变、脱水，纤维环弹力减退，椎间隙变窄，周围韧带松弛，椎体失稳而位移，椎体边缘骨质增生，黄韧带肥厚、变性，钩椎关节增生及关节突关节的继发性改变等。这些结构变化均可使颈椎椎管或椎间孔变形狭窄，直接刺激、压迫脊神经根、脊髓、椎动脉及交感神经等，从而引起相应的临床症状。或颈部外伤、劳损，或受风寒湿邪侵袭，使颈椎间盘组织以及骨与关节逐渐发生退行性变。本病病位在颈部筋骨，与督脉、手足太阳、手足少阳经脉关系密切。基本病机是筋骨受损，经络气血阻滞不通。

【辨证】

临床表现主要为颈部麻木胀痛、转侧不利。灸疗主要用于以下几型。

外邪内侵型：兼有明显的感受风寒史，遇风寒痛增，得温痛减，畏风恶寒。

气滞血瘀型：颈部有外伤或劳作过度史，痛如针刺，疼痛拒按。

肝肾不足型：肩部酸痛，劳累加重，或伴头晕目眩、四肢乏力。

【治疗】

1. 治法

疏筋骨，通经络。

2. 取穴

主穴：颈夹脊穴、天柱、风池、曲池、外关、阿是穴。

配穴：外邪内侵型配风府、合谷、列缺；气滞血瘀型配阴郄、膈俞、血海；肝肾不足型配肝俞、肾俞、气海。

3. 操作

雷火点灸：患者取仰卧位，充分暴露施灸部位，先在患者身上探寻病灶部分的筋结点，进行标记，然后对此筋结点进行揉切，判断其大小及活动度。医者左手（压手）中、食指分张置于施灸部位两侧，右手持一端点燃的筋膜灸条，对准施灸部位，在距离皮肤 2~3cm 处进行熏烤和温熨，以灸至皮肤温热并出现热量向四周或身体内部渗透为度，不可令皮肤灼痛。灸毕，缓慢移至下一筋结点施灸，如此依次施灸诸个筋结点，操作同前，直至所标筋结点施灸完毕。在操作过程中要注意观察筋膜灸条处的燃烧情况，及时刮除燃尽的艾灰，防止艾灰掉落烫伤患者。

大椎回旋灸：患者选取俯卧位并充分暴露施灸部位，在患者的大椎穴处探寻病灶部分筋结点，并进行标记。然后对这个筋结点进行揉切，判断其大小及活动度。医者左手（押手）中、食指分张置于施灸部位两侧，右手持一端点燃的筋膜灸条，对准施灸部位，在距离皮肤 2~3cm 处进行熏烤和温熨，向左右方向移动或反复旋转施灸，以患者局部有麻痛感和灼痛感为宜，不可令皮肤灼痛。一般灸 10~15 分钟。

【按语】

1. 嘱患者灸疗后避风寒，饮温水。

2. 落枕会加重颈椎病病情，长期伏案或低头工作者应注意颈部保健。

第十一章 胸背部病症

胸背部位于颈以下、腰以上的躯干部位。《医宗金鉴·正骨心法要旨》中述："背者，自身后大椎以下，腰以上通称也。"骨性胸廓是由 12 对肋骨、12 个胸椎和胸骨借关节、韧带连结而构成。上 7 对肋骨通过肋软骨直接附着于胸骨，为真肋。下 5 对为假肋，第 8~10 肋骨借助第 7 肋软骨形成肋弓后再连接于胸骨，第 11~12 对肋骨前缘游离，为浮肋。肋间神经、血管位于肋骨的下缘。胸骨由上而下，分为柄部、体部和剑突部。脊柱胸椎段具有略向后突的生理弯曲，各椎骨之间由上、下关节突相互构成椎突关节。胸椎体两侧接近上缘和下缘处各有一个半圆形的肋凹，与肋骨头互相构成胸肋关节。横突末端有横突肋凹与肋骨的肋结节形成横突关节。肋骨与椎体及横突形成连接，大大增加了胸椎的稳定性。

肋骨间软组织有两种肌束方向互为相反的肋间内、外肌。胸椎间有软薄的椎间盘位于两椎体之间，前后有前纵韧带和后纵韧带；椎管内容纳胸段脊髓。背部肌肉分 3 层：浅层上部为斜方肌，下部为背阔肌；中层为大、小菱形肌及肩胛提肌，上、下后锯肌；深层为竖脊肌。胸背部筋伤就是指以上关节、肌肉、筋膜和韧带的损伤。

本章所涉及的胸背部病症为临床上常见的背肌筋膜炎和胸椎小关节紊乱。需掌握各疾病的临床表现、病因病机、辨证，以及灸法治疗要点。

第一节 背肌筋膜炎

背肌筋膜炎又称项背肌筋膜纤维织炎。由于项背部软组织的病变，常致局部疼痛、僵硬、运动障碍或软弱无力等，常累及斜方肌、胸锁乳突肌和肩胛提肌等。好发于中年女性，多见于伏案工作者。

【病因病机】

本病多是由于久劳久伤乃至劳逸无度，亦或因外感风、寒、湿三邪侵袭，导致筋膜挛缩，气血不得疏通条达，经络不畅，所引起的以项、肩、背部僵硬疼痛不适为主要症状的一类疾病。病位在"皮、肉、脉、筋、骨"中的肌肉、筋膜以及关节部位，与足少阳、太阳经关系密切。

【辨证】

临床表现主要为项背部疼痛、僵硬，伴有活动受限或局部肌肉软弱无力。

灸疗主要用于以下几型。

风寒湿阻型：项背部疼痛，遇寒加重。

湿热蕴结型：项背部灼痛，遇热加重。

气血凝滞型：项背部刺痛，痛处拒按。

肝俞亏虚型：项背部隐痛，劳累后加重。

【治疗】

1.治法

疏经通络，行气活血，解痉止痛。

2.取穴

主穴：天柱、大椎、肩井、天宗、肺俞、风门。

配穴：风寒湿阻型加外关、阴陵泉；湿热蕴结型加曲池、阴陵泉；气血凝滞型加膈俞、合谷；肝肾亏虚型加肝俞、脾俞。

3.操作

脾阳古灸－箱体灸：首先准备灸疗所用器具及耗材，在操作前点燃煴灸耗材，当灸材燃烧至1/3且呈红色时关火，并将其夹出放置于聚能富煴灸艾箱内，装好灸箱艾箱，将灸箱放在被灸者应灸部位，套上箱套，并给患者盖上毛巾或毛毯，以防艾灸部位受风。在整个艾灸过程中应适时注意被灸者的感觉，及时擦拭汗液，待灸材燃烧完全后取下灸箱，安置好患者，清理艾灰。

二龙戏珠线灸：患者取俯卧位，并充分暴露施灸部位，在膀胱经双侧第一侧线背腰段（肺俞至关元俞）探寻病灶筋结点，进行标记。然后揉切筋结点，判断其大小及活动度。医者左手（押手）中、食指分张置于施灸部位两侧，右手持一端点燃的筋膜灸条，对准施灸部位大椎穴，在距皮肤2~3cm处进行熏烤1~2分钟，然后对大椎穴实施拔罐，继而在膀胱经第一侧线上两侧进行施灸，以灸至皮肤温热并出现热量向四周或身体内部渗透为度，不可令皮肤灼痛。灸毕，缓慢移至下一筋结点施灸，如此逐点施灸，方法同前，直至所标筋结点施灸完毕，取下大椎处罐体。在操作过程中要注意及时刮除燃尽的艾灰。同时在施灸过程中遵循虚证从上至下施灸，实证则从下至上施灸的原则，因为筋膜灸强调的是顺经脉而灸为补，逆经脉而灸为泻。

【按语】

1.加强项背部功能锻炼，积极参加体育活动，增强体力及项背部功能活动。

2.避免过度劳累，适当劳逸结合，注意局部保暖，防止受凉、感冒。

第二节 胸椎小关节紊乱

胸椎小关节紊乱是指胸椎上、下关节突关节由于在扭、挫、闪等外力作用下引起解剖位置的细小位移，使后关节的关节囊滑膜发生嵌顿而不能自行解脱，或累及关节周围的肌肉、韧带受到损伤所产生的胸背部症状。多发生在第 3~7 胸椎，女性多于男性。

【病因病机】

胸椎小关节紊乱的病位在脊椎，病机为本虚标实，《内经》云"肝之合筋也""脾之合肉也""肾之合骨也"，表明其与肝、脾、肾三脏关系密切。同时本病的发生与先天禀赋、生活方式、情绪饮食、劳作及外伤等相关。本虚为气血阴阳亏虚，经脉筋膜失于濡养，不荣则痛；标实乃寒湿、痰凝、血瘀、气滞等为患致使气血受阻，血行不畅，不通则痛。

【辨证】

临床主要表现为胸椎后关节在突然错位时出现"咯吱"的声响，轻者会出现关节损伤，表现为错位，关节出现疼痛。病情严重的还会引起韧带撕裂，表现为岔气，患者会感觉背部疼痛不适，还会感觉胸部有压迫堵塞感，夜间睡眠时翻身困难。

根据病变节段，可分为以下几型。

上胸椎型（T_{1-5}）：疼痛主要发生在上胸椎段。

中胸椎型（T_{6-9}）：疼痛主要发生在中胸椎段。

下胸椎型（T_{9-12}）：疼痛主要发生在下胸椎段。

【治疗】

1. 治法

调气活血，通络止痛。

2. 取穴

主穴：后溪、至阳、灵台、神道、身柱、曲垣、夹脊穴、阿是穴。

配穴：上胸椎型加肺俞、心俞；中胸椎型加膈俞、肝俞；下胸椎型加脾俞、胃俞。

3. 操作

雷火点灸：患者取仰卧位，充分暴露施灸部位，先在患者身上探寻病灶部分的筋结点，进行标记，然后对此筋结点进行揉切，判断其大小及活动度。医者左手（压手）中、食指分张置于施灸部位两侧，右手持一端点燃的筋膜灸条，对准施灸部位，在距离皮肤 2~3cm 处进行熏烤和温熨，以灸至皮肤温热并出现热量向四周或身体内部渗透为度，不可令皮肤灼痛。灸毕，缓慢移至下一筋结点施灸，如此依次施灸诸个筋结点，操作同前，直至所标筋结点施灸完毕。在操作过程中要注意观察筋膜灸条处的燃烧情况，及时刮除燃尽的艾灰，防止艾灰掉落烫伤患者。

督脉灸：选择室温合适的房间。患者取俯卧位，充分暴露施灸部位，医者在督脉的脊柱段（上取大椎穴，下至腰俞穴），探寻病灶筋节点，标记、揉切筋节点，判断其大小及活动度。医者左手（押手）中食、指分张置于施灸部位两侧，右手持一端点燃的筋膜灸条，对准施灸部位，在距皮肤 2~3cm 处进行熏烤和温熨，以灸至皮肤温热并出现热量向四周或沿督脉走行为度，不可令皮肤有灼痛。灸毕，缓慢移至下一筋节点施灸，如此逐点施灸，方法同前，直至所标筋节点施灸完毕。在操作的过程中要注意观察筋膜灸条燃烧情况，及时刮除燃尽的艾灰，以防艾灰脱落烫伤患者。

【按语】

1. 灸疗可以改善胸椎小关节紊乱所引发的胸背部疼痛；灸疗尤其适合于不耐受推拿、针刺等强刺激的患者（如老人及体弱者）。

2. 局部感觉麻木者，要严格掌握灸火之轻重度。

3. 灸疗期间，宜多饮热水，保持室内通风，少去公共场所。

4. 平常注意动作协调，注意保暖，避免伏案时间过长，过于劳累。经常做扩胸锻炼，对于本病的预防有益。

第十二章　上肢部病症

上肢可分为肩部、上臂、肘部、前臂、腕部、手部，而骨骼、关节和肌肉分别作为上肢的支架、枢纽和动力，构成了整个上肢的基本结构。上肢的肌肉，包括上肢带肌、上臂肌、前臂肌和手肌四部分，以上肢骨骼等为界，基本可分为前后肌肉群。

《灵枢·经筋》："经筋之病，寒则反折筋急。"上肢部病症主要表现为病变局部出现疼痛、僵硬等。中医里暂没有对上肢部筋膜病症的描述，但是根据其发病原理以及病因病机，可归属于"筋痹"范畴。对于上肢部病症的病因病机不外乎标实本虚，标实有外感六淫邪气、跌仆外伤等导致经络痹阻，气血瘀阻，不通则痛；正虚为肝肾亏虚、正气不足、七情内伤等导致气血壅阻无以通达周身，致局部筋肉脉络不荣则痛。而对于其治疗方法，在《素问·痹论篇》中指出"五脏有输，六腑有合，循脉之分，各有所发，各随其过，则病瘳也"。因此上肢部筋膜病的治疗原则为疏通经络、活血止痛。

本章所涉及的上肢部病症为临床上常见的肩关节周围炎、肱二头肌长头肌腱炎、冈上肌腱炎、肱骨外上髁炎、肱骨内上髁炎、腕管综合征、指屈肌腱鞘炎和腱鞘囊肿，需掌握各疾病的临床表现、病因病机、辨证，以及灸法的治疗要点。

第一节　肩关节周围炎

肩关节周围炎是以肩部疼痛，痛处固定，活动受限为主症的疾病。因本病多发于 50 岁左右的成人，故俗称"五十肩"。后期常出现肩关节的粘连，活动明显受限，又称"肩凝症""冻结肩"。

【病因病机】

肩关节周围炎的发生常与体虚、劳损风寒侵袭肩部等因素有关。本病病位在肩部筋肉，与手三阳、手太阴经密切相关。基本病机是肩部经络不通或筋肉失于气血温煦濡养。无论是感受风寒，气血痹阻，或劳作过度，外伤损及筋脉，还是年老气血不足，筋骨失养，皆可导致本病的发生。

【辨证】

临床主要表现为肩周疼痛、酸重，夜间为甚，常因天气变化及劳累而诱发或加重，患者肩前、后或外侧压痛，主动和被动外展、后伸、上举等功能明显受限，后期可出现肌肉萎缩等。

手阳明经型：疼痛以肩前外部为主且压痛明显，肩髃处疼痛或压痛明显，外展疼痛加重。

手少阳经型：疼痛以肩外侧部为主且压痛明显，肩髎处疼痛或压痛明显，外展疼痛加重。

手太阳经型：疼痛以肩后部为主且压痛明显，肩贞、臑俞穴处疼痛或压痛明显，肩内收疼痛加重。

手太阴经型：疼痛以肩前部为主且压痛明显，中府穴处疼痛或压痛明显，后伸疼痛加重。

【治疗】

1. 治法

通经活络，疏经止痛。

2. 取穴

主穴：肩髃、肩髎、肩贞、肩前、阿是穴、阳陵泉。

配穴：手阳明经型配三间，手少阳经型配中渚，手太阳经型配后溪，手太阴经型配列缺。

3. 操作

雀啄点灸：选择室温合适的房间。患者取舒适体位，充分暴露施灸部位。在患者穴位处寻找筋结点，然后进行标记。揉切筋结点，判断其大小及活动度。医者左手（押手）中、食指分张置于施灸部位，右手手持筋膜灸条，将筋膜灸条的一端点燃，对准施灸的部位，在距离皮肤 1~3cm 处进行熏烤和温熨，每次灸 10~15 分钟，每日 1 次，7 次为 1 个疗程。施灸时，如鸟雀啄食状使艾条反复一起一落，一上一下，对准筋结点进行施灸。灸至皮肤温热发红，有微微烫感甚佳。

回旋灸：选择室温合适的房间。患者取舒适体位，充分暴露穴位处探寻病灶部分筋结点，进行标记。揉切筋结点，判断其大小及活动度。医者左手（压手）中、食指分张置于施灸部位两侧，由近及远呈螺旋式施灸，呈面状。一般灸 10~15 分钟，至施灸穴位出现红晕为度。

【按语】

1. 本病早期针灸治疗效果较好。经较长时间治疗无明显缓解时，应排除肩关节结核、肿瘤等疾患。

2. 本病治疗期间患者应配合做肩关节功能锻炼，例如爬墙、拉绳等动作，并注意肩部保暖。

第二节 肱二头肌长头肌腱炎

肱二头肌长头肌腱炎是指临床表现以肩部疼痛、压痛明显、肩关节活动受限等为主症的疾病。肱二头肌长头肌腱起于肩胛骨盂上结节，在肱骨结节间沟与横韧带形成的骨纤维管道中通过，向下移行成肌束。本病好发于 40 岁以上的中年人，多因外伤或劳损后急性发病，是肩痛的常见原因之一。

【病因病机】

当肩关节后伸、内收、内旋时，该肌腱滑向上方；而当肩关节前屈、外展、外旋时则滑向下方。当上肢在外展位屈肘时，肱二头肌长头肌腱容易磨损，长期的摩擦或过度活动可引起腱鞘充血、水肿、增厚，造成腱鞘滑膜层急性水肿或慢性损伤性炎症，从而导致肱二头肌长头肌腱在腱鞘内的滑动功能发生障碍，从而出现临床症状，称为肱二头肌长头肌腱炎或腱鞘炎。中医认为，本病多因风寒侵袭颈项，寒主收引，筋络拘急；肩部筋脉失和，气血运行不畅，不通则痛。肩部主要由手三阳经所主，因此手三阳经筋络受损，气血不畅为本病的主要病机。

【辨证】

临床主要表现为肩部疼痛、压痛明显、肩关节活动受限。灸疗主要针对以下证型。

手阳明经型：疼痛以肩前外部为主且压痛明显。

手少阳经型：疼痛以肩外侧部为主且压痛明显。

手太阳经型：疼痛以肩后部为主且压痛明显。

【治疗】

1. 治法

通经活络，疏经止痛。

2. 取穴

主穴：肩髃、肩髎、肩前、曲池、阿是穴、阳陵泉。

配穴：手阳明经型配合谷、三间；手少阳经型配中渚；手太阳经型配小海、后溪。

3. 操作

雀啄点灸：选择室温合适的房间。患者取舒适体位，充分暴露施灸部位。在患者身上探寻病灶，寻找其筋结点，然后进行标记。揉切筋结点，判断其大小及活动度。医者左手（押手）中、食指分张置于施灸部位，右手手持筋膜灸条，将筋膜灸条的一端点燃，对准施灸的部位，在距离皮肤 2~3cm 处进行熏烤和温熨，以患者局部稍有刺胀灼痛感为宜。施灸时，如鸟雀啄食状使艾条反复一起一落，一上一下，对准筋结点进行施灸。每分钟重复约 10 次，一般每穴灸 15~30 分钟。患者感到疼痛时，医者可用押手轻抚施灸部位，并继续施灸。

雷火点灸：选择室温合适的房间。患者取舒适体位，充分暴露施灸部位，先在患者身上探寻病灶部分的筋结点，进行标记，然后对此筋结点进行揉切，判断其大小及活动度。医者左手（压手）中、食指分张置于施灸部位两侧，右手持一端点燃的筋膜灸条，对准施灸部位，在距离皮肤 2~3cm 处进行熏烤和温熨，以灸至皮肤温热并出现热量向四周或身体内部渗透为度，不可令皮肤灼痛。灸毕，缓慢移至下一筋结点施灸，如此依次施灸诸个筋结点，操作同前，直至所标筋结点施灸完毕。在操作过程中要注意观察筋膜灸条处的燃烧情况，及时刮除燃尽的艾灰，防止艾灰掉落烫伤患者。

【按语】

1. 本病早期针灸治疗效果较好，可配合推拿、药物熏洗和敷贴疗法。

2. 本病治疗期间患者应注意休息，避免过多的手工劳力活动，避免负重用力。

第三节 冈上肌腱炎

冈上肌腱炎是指劳损或外伤后逐渐引起的肌腱退行性改变所造成的慢性无菌性炎症，好发于中年人。冈上肌起于肩胛冈上窝，其肌腱在喙肩韧带及肩峰下滑囊的下面通过，止于肱骨大结节的上方。冈上肌有协同肩关节外展的作用，肩峰下滑囊将冈上肌腱与肩峰相隔，以减轻两者之间的摩擦。

【病因病机】

冈上肌是肩袖的组成部分，其位于肩袖的顶部，附着处呈弯曲状，血液供应较差。当肩外展至 90° 时，肩峰下滑囊完全缩进肩峰下面，冈上肌腱必然受到喙肩韧带和肩峰的挤压、摩擦而损伤，日久易发生退行性病变，形成肌腱无菌性炎症而发为本病。肩部急性筋伤，或感受风寒湿邪，局部气血瘀滞，筋膜粘连，使冈上肌腱更易受到挤压和摩擦，而转变为冈上肌腱炎。

【辨证】

本病属手少阳经证，恶风畏寒、喜温暖者为风寒袭络；肩部扭伤所致疼痛且拒按者为气血瘀滞。

【治疗】

1. 治法

通经活络，活血止痛。

2.取穴

主穴：天宗、肩髃、肩髎、曲池、阿是穴、阳陵泉。

配穴：风寒袭络型配风池、风府；气血瘀滞型配血海、膈俞。

3.操作

雀啄点灸：选择室温合适的房间。患者取舒适体位，充分暴露施灸部位。在患者身上探寻病灶，寻找其筋结点，然后进行标记。揉切筋结点，判断其大小及活动度。医者左手（押手）中、食指分张置于施灸部位，右手手持筋膜灸条，将筋膜灸条的一端点燃，对准施灸的部位，在距离皮肤 2~3cm 处进行熏烤和温熨，以患者局部稍有刺胀灼痛感为宜。施灸时，如鸟雀啄食状使艾条反复一起一落，一上一下，对准筋结点进行施灸。每分钟重复约 10 次，一般每穴灸15~30 分钟。患者感疼痛时，医者可用押手轻抚施灸部位，并继续施灸。

雷火点灸：选择室温合适的房间。患者取舒适体位，充分暴露施灸部位，先在患者身上探寻病灶部分的筋结点，进行标记。然后对此筋结点进行揉切，判断其大小及活动度。医者左手（压手）中、食指分张置于施灸部位两侧，右手持一端点燃的筋膜灸条，对准施灸部位，在距离皮肤 2~3cm 处进行熏烤和温熨，以灸至皮肤温热并出现热量向四周或身体内部渗透为度，不可令皮肤灼痛。灸毕，缓慢移至下一筋结点施灸，如此依次施灸诸个筋结点，操作同前，直至所标筋结点施灸完毕。在操作过程中要注意观察筋膜灸条处的燃烧情况，及时刮除燃尽的艾灰，防止艾灰掉落烫伤患者。

【按语】

1.中老年人，尤其是平时缺乏锻炼者，在肩部活动时要避免突然、强力的动作，特别是在大角度的外展、后伸、上举等动作时更要注意，以防止本病的发生。

2.发病后肩部疼痛明显时，应避免上肢外展、外旋等用力动作，肩部注意避风寒。

3.中后期肩痛缓解后，再逐步开始进行功能锻炼。

第四节 肱骨外上髁炎

肱骨外上髁炎是以肱骨外上髁部局限性疼痛，并影响伸腕和前臂旋转功能为特征的慢性劳损性疾病。本病称谓较多，如肱桡关节滑囊炎、肱骨外上髁骨膜炎、肱骨外上髁综合征等，因网球运动员较常见，故又称网球肘。本病多见于男性，以右侧多见。属中医学"肘劳""伤筋""痹证"范畴。

【病因病机】

本病多因慢性劳损致肱骨外上髁处形成急、慢性炎症所引起。肱骨外上髁是前臂腕伸肌的起点，由于肘、腕关节的频繁活动，长期劳累，使腕伸肌的起点反复受到牵拉刺激，导致肘部的筋经慢性损伤。本病病位在手阳明经筋，基本病机是筋脉不通，气血痹阻。多见于从事前臂及腕部活动强度较大的劳作者，如木工、网球运动员及家庭妇女等。

【辨证】

本病属肘劳手阳明经型，肘关节外上方（肱骨外上髁周围）有明显压痛点。

【治疗】

1.治法

通经活络，疏经止痛。

2.取穴

曲池、阿是穴、肘髎、阳陵泉、手三里、行间。

3.操作

雀啄点灸：选择室温合适的房间。患者取舒适体位，充分暴露施灸部位。在患者身上探寻病灶，寻找其筋结点，然后进行标记。揉切筋结点，判断其大小及活动度。医者左手（押手）中、食指分张置于施灸部位，右手手持筋膜灸条，将筋膜灸条的一端点燃，对准施灸的部位，在距离皮肤 2~3cm 处进行熏烤和温熨，以患者局部稍有刺胀灼痛感为宜。施灸时，如鸟雀啄食状使艾条反复一起一落，一上一下，对准筋结点进行施灸。每分钟重复约 10 次，一般每穴灸 15~30 分钟。患者感疼痛时，医者可用押手轻抚施灸部位，并继续施灸。

雷火点灸：选择室温合适的房间。患者取舒适体位，充分暴露施灸部位，先在患者身上探寻病灶部分的筋结点，进行标记。然后对此筋结点进行揉切，判断其大小及活动度。医者左手（压手）中、食指分张置于施灸部位两侧，右手持一端点燃的筋膜灸条，对准施灸部位，在距离皮肤 2~3cm 处进行熏烤和温熨，以灸至皮肤温热并出现热量向四周或身体内部渗透为度，不可令皮肤灼痛。灸毕，缓慢移至下一筋结点施灸，如此依次施灸诸个筋结点，操作同前，直至所标筋结点施灸完毕。在操作过程中要注意观察筋膜灸条处的燃烧情况，及时刮除燃尽的艾灰，防止艾灰掉落烫伤患者。

【按语】

1.肱骨外上髁炎是由于前臂旋前和伸腕动作的频繁活动，腕伸肌的起点反复受到牵拉刺激而引起，因此应尽量避免剧烈活动和过度劳累。

2.疼痛发作期应减少活动，必要时可选择三角巾悬吊等做适当固定，待疼痛明显缓解后应及时解除固定并逐渐开始进行肘关节的功能锻炼，但要避免做使伸肌总腱受到明显牵拉的动作。

第五节　肱骨内上髁炎

肱骨内上髁明显压痛，同时尺侧屈腕肌及指浅屈肌有广泛压痛，抗阻力屈腕试验阳性，着凉时及夜间疼痛加剧。肱骨内上髁炎又称高尔夫球肘。肱骨内上髁是前臂屈肌及旋前圆肌肌腱附着处。经常用力屈肘、屈腕及前臂旋前时，尺侧屈腕肌处于紧张收缩状态，从而易使其肌腱的附着点发生急性扭伤或慢性劳损。本病属于中医学"肘劳""伤筋""痹证"范畴。

【病因病机】

一般认为本病是屈肌总腱反复紧张牵拉造成的肌腱退行性改变和炎症性病灶，它的病理改变有内上髁屈肌旋前肌起点处胶原纤维退变和血管成纤维细胞增生，肌腱破碎和撕裂，血管肉芽组织积聚和肌腱坏死，同时伴发继发性炎症反应。肱骨内上髁炎与多种因素相关，常见相关因素有职业、家务劳动、运动创伤，与年龄和体质也有一定的影响。

【辨证】

本病属肘劳手太阳经型，肘关节内下方（肱骨内上髁周围）有明显压痛点。

【治疗】

1. 治法

通经活络，疏经止痛。

2. 取穴

曲池、阿是穴、阳陵泉、肘髎、小海、阳谷。

3. 操作

雀啄点灸：选择室温合适的房间。患者取舒适体位，充分暴露施灸部位。在患者身上探寻病灶，寻找其筋结点，然后进行标记。揉切筋结点，判断其大小及活动度。医者左手（押手）中、食指分张置于施灸部位，右手手持筋膜灸条，将筋膜灸条的一端点燃，对准施灸的部位，在距离皮肤 2~3cm 处进行熏烤和温熨，以患者局部稍有刺胀灼痛感为宜。施灸时，如鸟雀啄食状使艾条反复一起一落，一上一下，对准筋结点进行施灸。每分钟重复约 10 次，一般每穴灸 15~30 分钟。患者感疼痛时，医者可用押手轻抚施灸部位，并继续施灸。

雷火点灸：选择室温合适的房间。患者取舒适体位，充分暴露施灸部位，先在患者身上探寻病灶部分的筋结点，进行标记。然后对此筋结点进行揉切，判断其大小及活动度。医者左手（压手）中、食指分张置于施灸部位两侧，右手持一端点燃的筋膜灸条，对准施灸部位，在距离皮肤 2~3cm 处进行熏烤和温

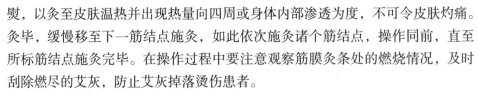
熨，以灸至皮肤温热并出现热量向四周或身体内部渗透为度，不可令皮肤灼痛。灸毕，缓慢移至下一筋结点施灸，如此依次施灸诸个筋结点，操作同前，直至所标筋结点施灸完毕。在操作过程中要注意观察筋膜灸条处的燃烧情况，及时刮除燃尽的艾灰，防止艾灰掉落烫伤患者。

【按语】

1. 肱骨内上髁炎是由于前臂旋后和屈腕动作的频繁活动，腕屈肌的起点反复受到牵拉刺激而引起，因此应尽量避免剧烈活动和过度劳累。

2. 疼痛发作期应减少活动，必要时可选择三角巾悬吊等做适当固定，待疼痛明显缓解后应及时解除固定并逐渐开始进行肘关节的功能锻炼，但要避免做使屈肌总腱受到明显牵拉的动作。

第六节　腕管综合征

腕管综合征是由于正中神经在腕管中受压，而引起的以手指麻痛乏力为主的一组症候群。腕管系指腕掌侧的掌横韧带与腕骨所构成的骨–韧带隧道。腕管中有正中神经、拇长屈肌腱和4个手指的指深屈肌腱、指浅屈肌腱。正中神经居于浅层，处于肌腱与腕横韧带之间。本病好发于中年人，以女性多见，常单侧发病。腕管综合征属于中医学"筋痹"范畴。

【病因病机】

腕部的创伤，如桡骨远端骨折、腕骨骨折脱位、腕部扭挫伤、腕部慢性损伤，或腕管内有腱鞘囊肿、脂肪瘤等原因，致腕管容积减少。由于腕管内腔缩小，指屈肌腱和正中神经与腕横韧带来回摩擦，引起肌腱、肌腱周围组织及滑膜水肿、肿胀、增厚，使管腔内压力增高，压迫正中神经，导致腕管综合征。

本病属手少阳筋证，中医学认为该症多因长期、重复性劳损，外受风寒、外伤等原因导致瘀血内停，筋脉损伤，使得经络不通、气血不畅所致。基本病机为气血瘀滞，脉络受损。

【辨证】

本病主症为手指麻痛乏力，病因为正中神经在腕管中受压，正中神经位于腕管的位置对应手少阳三焦经，故主要辨证为手少阳三焦经。病因涉及外感和内伤劳损，辨证分型为外感型和内伤型。

【治疗】

1. 治法

活血通经，疏经止痛。

2. 取穴

阳溪、外关、合谷、劳宫、阿是穴。

外感型配风池、肺俞，内伤型配气海、足三里。

3. 操作

雀啄点灸：选择室温合适的房间。患者取舒适体位，充分暴露施灸部位。在患者身上探寻病灶，寻找其筋结点，然后进行标记。揉切筋结点，判断其大小及活动度。医者左手（押手）中、食指分张置于施灸部位，右手手持筋膜灸条，将筋膜灸条的一端点燃，对准施灸的部位，在距离皮肤 2~3cm 处进行熏烤和温熨，以患者局部稍有刺胀灼痛感为宜。施灸时，如鸟雀啄食状使艾条反复一起一落，一上一下，对准筋结点进行施灸。每分钟重复约 10 次，一般每穴灸15~30 分钟。患者感疼痛时，医者可用押手轻抚施灸部位，并继续施灸。

雷火点灸：选择室温合适的房间。患者取舒适体位，充分暴露施灸部位，先在患者身上探寻病灶部分的筋结点，进行标记，然后对此筋结点进行揉切，判断其大小及活动度。医者左手（压手）中、食指分张置于施灸部位两侧，右手持一端点燃的筋膜灸条，对准施灸部位，在距离皮肤 2~3cm 处进行熏烤和温熨，以灸至皮肤温热并出现热量向四周或身体内部渗透为度，不可令皮肤灼痛。灸毕，缓慢移至下一筋结点施灸，如此依次施灸诸个筋结点，操作同前，直至所标筋结点施灸完毕。在操作过程中要注意观察筋膜灸条处的燃烧情况，及时刮除燃尽的艾灰，防止艾灰掉落烫伤患者。

【按语】

1. 对腕部的创伤要及时、正确地处理，尤其是腕部的骨折、脱位，要求对位良好。

2. 已发生腕管综合征者，治疗之后要固定腕部，可用纸壳夹板，也可以将前臂及手腕部悬吊，以免加重病情。经保守治疗无效者，应尽快决定手术治疗，防止正中神经长时间严重受压而变性。

第七节 指屈肌腱鞘炎

指屈肌腱鞘炎又称"弹响指""扳机指"。好发于拇指，亦有单发于食指和中指者，少数患者为多个手指同时发病。在中医学中属"筋痹""筋伤""痹证"范畴。

【病因病机】

指屈肌腱鞘是掌骨颈和掌指关节掌侧的浅沟与鞘状韧带组成的骨性纤维管，拇屈长肌腱和指深、浅屈肌腱分别从各相应的管内通过，进入拇指和各个手指。

当局部劳作过度，积劳伤筋，或受寒凉，气血凝滞，气血不能濡养经筋则发病。病变多发生在掌骨头、颈相对应的指屈肌腱纤维鞘起始处。手指频繁的伸屈活动，使屈肌腱与骨性纤维管反复摩擦、挤压；长期用力握持硬物，使骨性纤维管受硬物与掌骨头的挤压，致骨性纤维管发生局部充血、水肿，继之纤维管变性，使管腔狭窄，指屈肌腱在狭窄的管腔内受压而变细，两端膨大呈葫芦状。屈指时，膨大的肌腱部分通过腱鞘狭口受到阻碍，使屈伸活动受限，勉强用力伸屈患指或被动伸屈时，便出现扳机样的弹跳动作，并伴有弹响声。指屈肌腱狭窄性腱鞘炎属于本虚标实证，本虚即局部长期劳损、津血耗伤，标实即外感风寒湿邪、气滞血瘀。

【辨证】

外感风寒湿邪、气滞血瘀、长期劳损、津血耗伤致筋骨受损。筋骨受损可导致气血失常，致使筋骨失养，造成筋滞骨错，从而出现筋弛、筋纵、筋卷等，所以以先辨标实还是正虚为要。

【治疗】

1. 治法

通经活络，疏经止痛。

2. 取穴

主穴：取结节部和周围阿是穴。

配穴：以标实为主者配风池、曲池、膈俞；以正虚为主者配太冲、太溪、肝俞。

3. 操作

雀啄点灸：选择室温合适的房间。患者取舒适体位，充分暴露施灸部位。在患者身上探寻病灶，寻找其筋结点，然后进行标记。揉切筋结点，判断其大小及活动度。医者左手（押手）中、食指分张置于施灸部位，右手手持筋膜灸条，将筋膜灸条的一端点燃，对准施灸的部位，在距离皮肤 2~3cm 处进行熏烤和温熨，以患者局部稍有刺胀灼痛感为宜。施灸时，如鸟雀啄食状使艾条反复一起一落，一上一下，对准筋结点进行施灸。每分钟重复约 10 次，一般每穴灸15~30 分钟。患者感疼痛时，医者可用押手轻抚施灸部位，并继续施灸。

雷火点灸：选择室温合适的房间。患者取舒适体位，充分暴露施灸部位，先在患者身上探寻病灶部分的筋结点，进行标记。然后对此筋结点进行揉切，判断其大小及活动度。医者左手（压手）中、食指分张置于施灸部位两侧，右手持一端点燃的筋膜灸条，对准施灸部位，在距离皮肤 2~3cm 处进行熏烤和温熨，以灸至皮肤温热并出现热量向四周或身体内部渗透为度，不可令皮肤灼痛。灸毕，缓慢移至下一筋结点施灸，如此依次施灸诸个筋结点，操作同前，直至所标筋结点施灸完毕。在操作过程中要注意观察筋膜灸条处的燃烧情况，及时刮除燃尽的艾灰，防止艾灰掉落烫伤患者。

【按语】

1. 患者平时做手部动作要缓慢，避免劳累，少用凉水，以减少局部刺激。发病时间短、疼痛严重的患者更要充分休息，有助于损伤筋腱的恢复。

2. 若施用推拿手法要适当，对晚期硬结明显者尽量不用，以免适得其反，可采用封闭或钊刀治疗。

第八节　腱鞘囊肿

腱鞘囊肿是发生在关节或腱鞘内的囊性肿物，内含有无色透明或微呈白色、淡黄色的浓稠冻状黏液。古称"腕筋结""腕筋瘤""筋聚""筋结"等。任何年龄均可发病，以青壮年和中年多见，女性多于男性。

【病因病机】

腱鞘囊肿的发生，常与患部关节活动过度、慢性劳损、外伤等因素有关。本病病位在筋，属经筋病。基本病机为经筋劳伤，气血阻滞，夹痰夹瘀凝结，结聚于骨节经络。关节囊、韧带、腱鞘中的结缔组织营养不良、过度持重、反复活动、长期受力等皆可导致本病的发生。

【辨证】

腕背部或足背部出现半球形囊性肿物，高出皮肤，触之有弹性或质地坚韧，边界清楚，活动度好，无明显自觉症状，压之稍有酸痛感，关节功能不受限或轻度受限；囊液充满时，囊壁变为坚硬，局部有压痛。

【治疗】

1. 治法

理气散结，疏调经络。

2. 取穴

主穴：阿是穴。

配穴：发于腕背侧者配外关；发于足背部者配解溪。

3. 操作

雷火点灸：选择温度适宜通风的房间。患者选取舒适体位，充分暴露穴位处，取一根筋膜灸条点燃，在距离皮肤 2~3cm 处进行灸治，每次灸 10~15 分钟，可根据病情需要加灸时间，以灸至皮肤温热并出现热量向四周或身体内部渗透为度，不可令皮肤灼痛。每日 1 次，7 次为一疗程。灸至皮肤温热发红，有微微烫感则甚佳。

雀啄点灸： 选择室温合适的房间。患者取舒适体位，充分暴露施灸部位。在患者穴位处寻找筋结点，然后进行标记。揉切筋结点，判断其大小及活动度。医者左手（押手）中、食指分张置于施灸部位，右手手持筋膜灸条，将筋膜灸条的一端点燃，对准施灸的部位，在距离皮肤 1~3cm 处进行熏烤和温熨，每次灸 10~15 分钟，每日 1 次，7 次为 1 个疗程。施灸时，如鸟雀啄食状使艾条反复一起一落，一上一下，对准筋结点进行施灸。灸至皮肤温热发红，有微微烫感甚佳。

【按语】

1. 本病用针灸治疗效果较好，治疗时严格注意消毒，防止感染和烧烫伤。

2. 治疗期间及愈后 1 个月内，应尽量减少囊肿发生部位的活动与摩擦，注意休息和局部保暖，避免过劳及寒湿侵入，以防复发。

3. 囊壁挤破后，可在患部放置半弧形压片（如纽扣等），适当加压保持 1~2 周，避免囊壁间紧密接触，形成粘连而复发。

第十三章　腰骶部病症

筋膜包裹肌纤维、肌束甚至整块肌肉，它主要的功能在于将肌肉产生的力量传递到肌腱，再由肌腱传递到骨骼，从而带动骨骼运动。腰骶部肌肉主要包括胸最长肌、腰髂肋肌、腰方肌、腹外斜肌、腹内斜肌、腹横肌、多裂肌、腰横突间外侧肌、腰大肌以及背阔肌。

《灵枢·经筋》："经筋之病，寒则反折筋急，热则筋弛纵不收，阴痿不用。阳急则反折，阴急则俯不伸。"腰骶部病症主要表现为病变局部疼痛、僵硬，部分活动受限或下肢放射痛等。中医学中暂没有对腰骶部筋膜病症的描述，但是根据其发病原理及病因病机，可以将其对应于"筋痹"范畴，中医学有"腰为肾之府""肾主腰脚""凡腰痛病有五"等论点。腰骶部病症的病因病机不外乎外感风寒湿邪、外伤劳损等导致经络痹阻，气血瘀阻，不通则痛；内由肝肾亏虚、脏腑经络失养等气血壅阻无以通达周身，致局部筋肉脉络，不荣则痛。在辨证施治时，应重视气血损伤、风寒湿邪和肾气内虚三个方面。

本章所涉及的腰骶部病症为临床上常见的慢性腰肌劳损、急性腰扭伤、腰臀部筋膜炎、梨状肌综合征、第三腰椎横突综合征、腰椎间盘突出症。需掌握各疾病的临床表现、病因病机、辨证，以及灸法治疗要点。

第一节　慢性腰肌劳损

慢性腰肌劳损又称腰背肌筋膜炎，是指积累性外力等原因导致腰骶部肌肉、韧带、筋膜等软组织的无菌性炎症，从而引起以腰痛为主要症状的慢性伤病，属于腰骶部筋膜病症。临床以起病缓慢，腰部酸痛，病程缠绵难愈，天气变化或劳累后腰痛加重为主要表现，是慢性腰腿痛中常见的疾病之一。脊柱外形检查一般无异常，有时可见腰椎生理性前曲变浅，严重者腰部功能可略受限。单纯性腰肌劳损的压痛点，常位于棘突两旁的竖脊肌处、髂嵴后部或骶骨后面的竖脊肌附着点处。若有棘上或棘间韧带劳损，压痛点则位于棘突上或棘突间。

【病因病机】

引起慢性腰肌劳损的病因较多，主要原因是劳逸过度导致的积累性损伤，其次是急性外伤迁延、风寒湿邪侵袭、先天性畸形以及平素体虚等。

1.积累性损伤，多由于腰部肌肉疲劳过度，如长时间的弯腰工作，或由于习惯性姿势不良，或由于长时间处于某一固定体位，致使肌肉、筋膜及韧带持续牵拉，肌肉内的压力增加，血供受阻，肌纤维在收缩时消耗的能源得不到补充，产生大量乳酸，加之代谢产物得不到及时清除，积聚过多，而引起炎症、粘连。如此反复，日久即可导致组织变性，增厚及挛缩，并刺激相应的神经而引起慢性腰痛。

2.急性损伤之后失治或误治，或反复多次损伤，致使受伤的腰肌筋膜不能完全修复，因慢性无菌性炎症，受损的肌纤维变性或瘢痕化，可刺激或压迫神经末梢而引起慢性腰痛。

3.风寒湿邪侵袭，影响局部气血运行，可促使腰骶部肌肉、筋膜和韧带紧张痉挛而变性，从而引起慢性腰痛。

4.先天性畸形，如骶椎隐裂，使部分肌肉和韧带失去附着点，从而减弱了腰骶关节的稳定性，一侧腰椎骶化或骶椎腰化，两侧腰椎间小关节不对称使两侧腰骶肌运动不一致，造成部分腰背肌代偿性劳损。

5.素有体虚，或久病，或发育不良，缺乏运动锻炼，腰背肌力薄弱，不胜劳累，腰部稍长时间的活动顿感腰酸背痛，或长期处于某一姿势缺乏运动，造成腰肌静力性损伤而腰痛。

本病与肾、足太阳膀胱经、督脉等关系密切。基本病机是腰部经络不通，气血痹阻，或肾精亏虚，腰部失于濡养、温煦。

【辨证】

反复发作的腰部酸痛或胀痛，可向臀部放射，站立或扭转时疼痛加剧，休息或改变体位后疼痛可得到一定程度的缓解。疼痛容易反复，劳累、受风寒后可导致症状的加重。灸疗主要针对以下几型。

风寒夹湿型：腰部冷痛重着，转则不利，天气变化或阴雨风冷时加剧。

肝肾亏虚型：腰痛而酸软，喜按喜揉，遇劳更甚，卧则减轻。

气血瘀滞型：腰部劳损或陈旧伤，晨起、劳累、久坐加重，痛有定处，如锥如刺，日轻夜重。

【治疗】

1.治法

温经通络，舒筋活血，行气止痛。

2.取穴

主穴：肾俞、大肠俞、关元俞、秩边、阿是穴。

配穴：风寒夹湿型加命门、腰俞；气血瘀滞型加膈俞；肝肾亏虚型加命门、肝俞、关元。

3.操作

九宫格面灸：选择室温合适的房间。患者取仰卧或俯卧位，充分暴露背部，注意保暖，切勿着凉。取一根艾条点燃置入艾灸盒，在腰背部灸疗面积范围中选取适当的中心位置，然后依次点燃其余八根艾条放入艾灸盒，放在第一个灸盒的上下左右位置，每一行每一列呈现 3×3 规格，即呈九宫格排列。每次灸 20~30 分钟，隔日 1 次，7 次为 1 个疗程。以灸至皮肤温热红晕为度。

三阳开泰灸：选择室温合适的房间。患者取俯卧位，充分暴露施灸部位，分别在督脉脊柱段（上起大椎穴，下至腰俞穴）、以膀胱经双侧第一侧线背腰段（肺俞至关元俞）探寻病灶筋结点。医者左手（押手）中、食指分张置于施灸部位两侧，右手持一端点燃的筋膜灸条，对准施灸部位，在距皮肤 2~3cm 处进行熏烤，以灸至皮肤温热并出现热量向四周或沿经脉走行为度，不可令皮肤灼痛，灸毕，缓慢移至下一筋结点施灸，如此逐点施灸，方法同前，直至所标筋结点施灸完毕。

【按语】

1. 针灸治疗本病有较好疗效。

2. 嘱患者灸疗后避风寒，饮温水。

3. 注意纠正习惯性姿势不良，维持脊柱正常的生理弧度。

4. 本病病程长，缠绵难愈，疗效缓慢，患者应积极、耐心地配合治疗。

5. 注意劳逸结合，避免感受外邪，注意节制房事，对平素体虚、肾气亏虚者，配合用补益肝肾的中药治疗。内脏疾病引起的腰痛以治疗原发病为主。

第二节　急性腰扭伤

急性腰扭伤又称腰肌扭伤，俗称"闪腰""岔气"，是指腰部筋膜、肌肉、韧带、椎间小关节、腰骶关节的急性损伤，多为突然受到扭、挫、闪等直接外力或间接外力作用，超越腰部的承受能力，出现以腰部疼痛、活动受限为主的一种临床常见病证。本病有明显的外伤史，伤后腰部即出现剧烈疼痛，其疼痛为持续性，深呼吸、咳嗽、打喷嚏等用力时均可使疼痛加剧。检查时可见多数患者都有明显的局限性压痛点，且与自觉疼痛部位相一致，压痛点以大肠俞、肾俞及第三腰椎横突尖、髂嵴后部、腰骶部等处居多。并可伴肌痉挛，主要发生于一侧腰骶部的骶棘肌和臀大肌。

【病因病机】

急性腰扭伤多因突然遭受外来间接暴力所致，致伤的原因很多，常与劳动强度、配合不当、跌仆、闪挫，甚至气候、季节有关。常见因素如下。

1. 腰部用力姿势不当，如在膝部伸直弯腰提取重物时，重心距离躯干中轴较远，因杠杆作用，增加了肌肉的承受力，容易引起腰部肌肉的急性扭伤。

2.行走失足，行走不平坦的道路，或下楼梯时不慎滑倒，腰部前屈，下肢处于伸直位时，易造成腰肌筋膜的扭伤或撕裂。

3.动作失调，两人搬抬重物，动作失于协调，身体失去平衡，重心突然偏移，或失去控制，致使在腰部肌肉无准备的情况下，骤然强力收缩，引起急性腰扭伤。

4.对客观估计不足，如倒水、弯腰、猛起，甚至打喷嚏等无防备的情况下，也可发生"闪腰""岔气"等。

腰脊为督脉和足太阳经脉所过，经筋所循，络结汇聚，脏腑之维系，运动之枢纽。凡跌仆、闪挫、扭旋撞击，伤及腰脊，筋络受损，或筋节劳损，气滞血瘀，筋拘节错，致使疼痛剧烈，活动牵掣，均可发为本病。基本病机是腰部经络不通，气血壅滞。

【辨证】

突发腰部疼痛，伤处皮肤发红，或青，或紫，伴有僵硬，活动受限。

本病属督脉以及手阳明大肠经、足太阳膀胱经筋证，督脉行于腰部正中，手阳明大肠经筋夹脊内，足太阳膀胱经行脊柱两侧，故痛在脊柱正中，病属督脉；痛在脊柱两旁（督脉与膀胱经之间），属手阳明经筋病；痛在一侧或两侧膀胱经循行线上，病属足太阳经。

【治疗】

1.治法

舒筋活血，消肿止痛，理筋整复。

2.取穴

主穴：肾俞、气海俞、大肠俞、命门、腰阳关、腰痛点、阿是穴。

气滞血瘀型加膈俞、内关、合谷。病属督脉配印堂、水沟；病属手阳明经脉配曲池、外关；病属足太阳经脉配承山、委中。

3.操作

雀啄点灸：选择室温合适的房间。患者取舒适体位，充分暴露施灸部位。在患者穴位处寻找筋结点，然后进行标记。揉切筋结点，判断其大小及活动度。医者左手（押手）中、食指分张置于施灸部位，右手持筋膜灸条，将筋膜灸条的一端点燃，对准施灸的部位，在距离皮肤1~3cm处进行熏烤和温熨，每次灸10~15分钟，每日1次，7次为1个疗程。施灸时，如鸟雀啄食状使艾条反复一起一落，一上一下，对准筋结点进行施灸。灸至皮肤温热发红，有微微烫感甚佳。

三阳开泰灸：患者选取俯卧位，并充分暴露施灸部位。医者分别在督脉脊柱段（上起大椎穴，下至腰俞穴）、以膀胱经双侧第一侧线背腰段（肺俞至关元俞）探寻病灶筋结点，进行标记。揉切筋结点，判断其大小及活动度。医者左手（压手）中、食指分张置于施灸部位两侧，右手持一端点燃的筋膜灸条，对准施灸部位，在距皮肤2~3cm处进行熏烤，以灸至皮肤温热并出现热量向四周或沿经脉走行为度，不可令皮肤灼痛。灸毕，缓慢移至下一筋结点施灸，如此逐点施灸，方法同前，直至所标筋结点施灸完毕。

督脉灸： 选择室温合适的房间。患者取俯卧位，充分暴露施灸部位。医者在督脉的脊柱段（上取大椎穴，下至腰俞穴），探寻病灶筋节点。医者左手（押手）中、食指分张置于施灸部位两侧，右手持一端点燃的筋膜灸条，对准施灸部位，在距皮肤2~3cm处进行熏烤和温熨，以灸至皮肤温热并出现热量向四周或沿督脉走行为度，不可令皮肤有灼痛感。灸毕，缓慢移至下一筋节点施灸，如此逐点施灸，方法同前，直至所标筋节点施灸完毕。

【按语】

1. 嘱患者灸疗后避风寒，饮温水。

2. 急性腰扭伤应积极治疗，治疗要及时、彻底，防止转为慢性劳损。

3. 治疗期间，应减少腰部活动，卧硬板床，以利于损伤组织的恢复。

4. 注意腰部保暖，必要时可用腰围加以保护。缓解期应加强腰背肌功能锻炼，有助于巩固疗效。

5. 许多疾病如脊椎结核、肿瘤、骨折、脱位、韧带断裂等临床症状有时可与急性腰扭伤相似，要注意鉴别，排除原发病。

第三节　腰臀部筋膜炎

腰臀部筋膜炎又称腰肌纤维组织炎或肌肉风湿病。因腰部有丰富的白色纤维组织，如筋膜、肌膜、韧带、肌腱、骨膜和皮下组织等，故易患本病，而腰背部、骶髂部和髂嵴部更是好发部位。本病一般无外伤史，腰部皮肤麻木、疼痛呈酸胀感，与天气变化有关，每逢阴雨天加重。局部畏寒，受凉后腰痛加重，得热缓解。有时疼痛部位走窜不定。检查腰部无畸形，腰肌轻度萎缩。压痛点较多，重压有酸重感，臀部压痛点可反射到坐骨神经区域，有时可触及肌肉和筋膜内有条索或结节状物。腰部功能活动范围多属正常，直腿抬高试验小于70°。

【病因病机】

腰臀部为督脉、足太阳膀胱经以及足少阳胆经所过，本病病因较复杂，中医认为多因风寒湿邪侵袭人体所致。如久居潮湿之地、涉水冒雨、气候冷热交错，造成人体腠理开阖不利，卫外不固，风寒湿邪乘虚而入，袭入腰部经络，留于筋膜，局部气血痹阻而为痹痛。

【辨证】

本病属督脉、足太阳膀胱经以及足少阳胆经筋证，由于感邪偏盛不同，临床表现各有特点，灸疗主要用于以下几型。

风邪偏盛型：痹痛呈游走性。

寒邪偏盛型：疼痛剧烈，遇寒加重，得温痛减。

湿邪偏盛型：局部多麻木、重着。

【治疗】

1.治法

舒筋活血，温经通络，散结止痛。

2.取穴

主穴：肾俞、命门、气海俞、大肠俞、阿是穴。

配穴：风邪偏盛型加合谷、风门；寒邪偏盛型加腰阳关、关元；湿邪偏盛型加阴陵泉、中脘。

3.操作

三阳开泰灸：患者选取俯卧位，并充分暴露施灸部位，分别在督脉脊柱段（上起大椎穴，下至腰俞穴）、以膀胱经双侧第一侧线背腰段（肺俞至关元俞）探寻病灶筋结点，进行标记。揉切筋结点，判断其大小及活动度。医者左手（压手）中、食指分张置于施灸部位两侧，右手持一端点燃的筋膜灸条，对准施灸部位，在距皮肤2~3cm处进行熏烤，以灸至皮肤温热并出现热量向四周或沿经脉走行为度，不可令皮肤灼痛。灸毕，缓慢移至下一筋结点施灸，如此逐点施灸，方法同前，直至所标筋结点施灸完毕。

【按语】

1.嘱患者灸疗后避风寒，饮温水。

2.注意腰部保暖。

3.缓解期应加强腰背肌功能锻炼，可做三点支撑、五点支撑、飞燕点水等，有助于巩固疗效。

第四节　梨状肌综合征

因梨状肌发生损伤、痉挛、变性等导致梨状肌下孔狭窄，使通过该孔的坐骨神经和其他骶丛神经及臀部血管遭到牵拉、压迫或刺激，出现臀、腿痛为主要表现的疾病称为梨状肌综合征，又称梨状肌损伤或梨状孔狭窄综合征。它是引起干性坐骨神经痛的原因之一，是常见的腰腿痛病证之一。临床主要症状是臀部疼痛，可向小腹部、大腿后侧及小腿外侧放射。疼痛多发生于一侧臀腿部，呈刀割样或烧灼样疼痛，大、小便或大声咳嗽等引起腹内压增高时可使疼痛加剧，髋关节内旋、内收活动时疼痛加重，大多数患者有过度旋转、外展大腿的病史，有些患者有夜间受凉病史。检查时腰部无明显压痛和畸形，活动不受限。梨状肌肌腹有压痛，可触及条索状隆起的肌束或痉挛的肌肉，有钝厚感，或者肌腹呈弥漫性肿胀，肌束变硬、坚韧，弹性减低，臀肌可有轻度萎缩，沿坐骨神经可有压痛。梨状肌紧张试验阳性。

【病因病机】

梨状肌综合征多由间接暴力所致，如闪、扭、跨越、反复下蹲等动作及慢性劳损，风寒侵袭等引起。腰部遇有跌闪扭伤时，髋关节急剧外展、外旋，梨状肌猛烈收缩；或髋关节突然内旋，使梨状肌受到牵拉，均可使梨状肌遭受损伤。有坐骨神经走行变异者更易发生。梨状肌的损伤可能为肌膜破裂或部分肌束断裂，导致局部充血、水肿，肌肉痉挛，肥大或挛缩，常可压迫、刺激坐骨神经而引起臀部及大腿后外侧疼痛、麻痹。久之可引起臀大肌、臀中肌的萎缩。

某些妇女由于盆腔炎、卵巢或附件炎等波及梨状肌，也可引起梨状肌综合征。

腰臀部为督脉、足太阳膀胱经以及足少阳胆经所过之处，因风寒湿邪侵袭，或跌仆闪挫而致瘀血阻滞，或肝肾亏虚而致经脉痹阻不通，经脉失养，局部肌筋气血痹阻而发为痹痛。

【辨证】

本病属督脉、足太阳膀胱经以及足少阳胆经筋证。主要表现为臀部疼痛，可向小腹、大腿后侧及小腿外侧放射。灸疗主要针对以下几型。

风寒湿痹阻型：局部冷痛，遇寒加重。

瘀血阻滞型：疼痛较剧，痛处固定，入夜尤甚。

肝肾亏虚型：以隐痛、酸痛为主，伴腰膝酸软、无力。

【治疗】

1.治法

通经活络，舒筋止痛。

2.取穴

主穴：肾俞、命门、气海俞、志室、环跳、委中、阳陵泉、阿是穴。

配穴：风寒湿痹阻型加合谷、风门、大椎、阴陵泉；瘀血阻滞型加内关、膈俞、血海；肝肾亏虚型加肝俞、太溪、三阴交。

3.操作

雀啄点灸：选择室温合适的房间。患者取舒适体位，充分暴露施灸部位。

在患者穴位处寻找筋结点，然后进行标记。揉切筋结点，判断其大小及活动度。医者左手（押手）中、食指分张置于施灸部位，右手手持筋膜灸条，将筋膜灸条的一端点燃，对准施灸的部位，在距离皮肤 1~3cm 处进行熏烤和温熨，每次灸 10~15 分钟，每日 1 次，7 次为 1 个疗程。施灸时，如鸟雀啄食状使艾条反复一起一落，一上一下，对准筋结点进行施灸。灸至皮肤温热发红，有微微烫感甚佳。

【按语】

1. 嘱患者灸疗后避风寒，饮温水。

2. 急性期疼痛严重者应卧床休息，将伤肢保持在外旋、外展位，避免髋关节的旋转动作，使梨状肌处于松弛状态。

3. 缓解期应加强髋关节及腰部活动和功能锻炼，以减少肌肉萎缩，促进血液循环。

第五节　第三腰椎横突综合征

第三腰椎横突综合征，又称第三腰椎横突周围炎、第三腰椎横突滑囊炎，是指第三腰椎横突上附着的肌肉、肌腱、韧带、筋膜等软组织的急、慢性损伤，导致横突处充血水肿、粘连、变性及增厚等，刺激腰脊神经而引起腰臀部疼痛的一组综合症候群。常有腰部扭伤史，也可无任何明显诱因。腰部疼痛多表现为腰部及臀部弥散性疼痛，有时可向大腿后侧及至腘窝处扩散，一般不超过膝关节。腰部活动时或活动后疼痛加重，有时患者翻身及行走均感困难，晨起或弯腰时疼痛加重。检查早期可见患侧腰部及臀部肌肉痉挛，表现为局部隆起、紧张，晚期则出现病侧肌肉萎缩。竖脊肌外缘第三腰椎横突尖端处有局限性压痛（有的可在第二腰椎或第四腰椎横突尖端处），有时压迫该处可引起同侧下肢反射痛，反射痛的范围多不过膝。

【病因病机】

多因急性腰部损伤未及时处理或长期慢性劳损所致。第三腰椎位居 5 个腰椎的中点，其两侧的横突最长，是腰肌和腰方肌的起点，并有腹横肌、背阔肌的深部筋膜附着其上。第三腰椎为 5 个腰椎的活动中心，其活动度较大，腰腹部肌肉收缩时，此处受力最大，易使肌肉附着处发生撕裂性损伤。

第三腰椎横突部的急性损伤或慢性劳损，使局部发生出血、充血、肿胀、渗出、水肿等炎性反应，而引起横突周围瘢痕粘连，筋膜增厚，肌腱挛缩，以及骨膜、纤维组织、纤维软骨增生等病理改变。风寒湿邪侵袭可加剧局部炎症反应。

臀上皮神经发自 L_{1-3} 脊神经后支的外侧支，穿横突间隙向后，再经过附着于 L_{1-4} 横突的腰背筋膜深层，分布于臀部及大腿后侧皮肤。故第三腰椎横突处周围组织损伤可刺激该神经纤维，刺激日久神经纤维可发生变性，导致臀部及腿部疼痛。

腰部为督脉、足太阳膀胱经所过，中医认为多因风寒湿邪、素体气血不足或肝肾亏虚而致经脉痹阻不通或经脉失养，筋脉拘急，发为本病。

【辨证】

本病属督脉、足太阳膀胱经筋证。灸疗主要针对以下几型。

风邪偏盛型：痹痛呈游走性。

寒邪偏盛型：疼痛剧烈。

湿邪偏盛型：多麻木、重着。

气血不足型：可伴有乏力、头晕。

肝肾亏虚型：可见腰部酸痛。

【治疗】

1. 治法

舒筋活血，消瘀散结，通络止痛。

2. 取穴

主穴：肾俞、命门、气海俞、志室、环跳、委中、阳陵泉、阿是穴。

配穴：风邪偏盛型加合谷、风门；寒邪偏盛型加腰阳关、关元；湿邪偏盛型加阴陵泉、中脘；气血不足型加足三里、血海；肝肾亏虚型加三阴交、太溪。

3. 操作

雀啄点灸： 选择室温合适的房间。患者取舒适体位，充分暴露施灸部位。在患者穴位处寻找筋结点，然后进行标记。揉切筋结点，判断其大小及活动度。医者左手（押手）中、食指分张置于施灸部位，右手手持筋膜灸条，将筋膜灸条的一端点燃，对准施灸的部位，在距离皮肤 1~3cm 处进行熏烤和温熨，每次灸 10~15 分钟，每日 1 次，7 次为 1 个疗程。施灸时，如鸟雀啄食状使艾条反复一起一落，一上一下，对准筋结点进行施灸。灸至皮肤温热发红，有微微烫感甚佳。

二龙戏珠灸： 患者选取俯卧位，并充分暴露施灸部位，首先在大椎穴处拔罐，然后在膀胱经双侧第一侧线背腰段（肺俞至关元俞）探寻病灶筋结点，进行标记。揉切筋结点，判断其大小及活动度。医者左手（压手）中、食指分张置于施灸部位两侧，右手持一端点燃的筋膜灸条，对准施灸部位，在距皮肤 2~3cm 处进行熏烤，以灸至皮肤温热并出现热量向四周或身体内部渗透为度，不可令皮肤灼痛。灸毕，缓慢移至下一筋结点施灸，如此逐点施灸，方法同前，

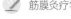

直至所标筋结点施灸完毕。

【按语】

1. 嘱患者灸疗后避风寒，饮温水。

2. 平时要经常锻炼腰背肌，注意腰部的保暖，勿受风寒。

3. 疼痛明显时应卧硬板床休息，起床活动时可用腰围保护，以减轻疼痛，缓解肌肉痉挛。

第六节　腰椎间盘突出症

腰椎间盘突出症又称"腰椎间盘纤维环破裂髓核突出症"，是指腰椎间盘发生退行性变后，因外力作用，导致纤维环部分或完全破裂，髓核向外膨出或突出，刺激或压迫脊神经根或马尾神经，而引起的一组以腰腿痛为主的症候群。本病是腰腿痛疾病中的常见病证，多有不同程度的腰部外伤史，或慢性劳损、感受风寒湿邪病史，临床常见腰痛和下肢坐骨神经放射痛。

【病因病机】

腰部急、慢性损伤是引起纤维环破裂、椎间盘突出的主要原因。腰部闪挫、强力举重、弯腰搬抬重物等易诱发本病；人们在日常的工作和劳动中，由于长期弯腰活动或久站、久坐，使椎间盘受到压力的挤压而变形，纤维环被过度挤压而膨出，造成纤维环裂隙甚至破裂，髓核向破裂处突出，刺激或压迫脊神经及马尾神经从而触发此病。再遇到风寒湿邪侵袭，腰部肌肉痉挛而使椎间盘内压力升高，血管收缩引起血液循环障碍，发生充血、水肿。日久变性，与周围组织及突出的椎间盘发生粘连，脊神经根或马尾神经受刺激、压迫，引起神经痛症状。

【辨证】

本病属督脉、足太阳膀胱经以及足少阳胆经筋证。灸疗主要针对以下几型。

寒湿浸淫型：腰部有受寒史，冷痛、酸麻或拘挛不可俯仰为寒湿腰痛。

瘀血阻滞型：腰部有劳损或陈旧伤，腰部两侧肌肉触之僵硬感，痛处固定不移为瘀血腰痛。

肾虚型：起病缓慢，腰部隐隐作痛（以酸痛为主）为肾虚腰痛。

【治疗】

1. 治法

舒筋通络，解痉止痛。

2. 取穴

主穴：肾俞、大肠俞、腰阳关、脊中、委中、阿是穴。

配穴：寒湿腰痛加腰俞、关元；瘀血腰痛加膈俞；肾虚腰痛加命门、太溪。

3. 操作

雀啄点灸： 选择室温合适的房间。患者取舒适体位，充分暴露施灸部位。在患者身上探寻病灶，寻找其筋结点，然后进行标记。揉切筋结点，判断其大小及活动度。医者左手（押手）中、食指分张置于施灸部位，右手手持筋膜灸条，将筋膜灸条的一端点燃，对准施灸的部位，在距离皮肤 2~3cm 处进行熏烤和温熨，以患者局部稍有刺胀灼痛感为宜。施灸时，如鸟雀啄食状使灸条反复一起一落，一上一下，对准筋结点进行施灸。每分钟重复约 10 次，一般每穴灸 15~30 分钟。患者感疼痛时，医者可用押手轻抚施灸部位，并继续施灸。

【按语】

1. 嘱患者灸疗后避风寒，饮温水。

2. 急性期应严格卧硬板床 3 周，使损伤组织修复。疼痛减轻后，应注意加强腰背肌锻炼，以巩固疗效。

3. 久坐、久站时可佩戴腰围保护腰部，避免腰部过度屈曲或劳累或受风寒。

4. 弯腰搬物姿势要正确，避免腰部扭伤。

5. 改善居住环境，做到饮食起居有节。

第十四章　下肢部病症

下肢部肌肉可分为髋肌、大腿肌、小腿肌和足肌。下肢肌比上肢肌粗壮强大，这与维持人体直立姿势、支持体重和行走有关。

下肢部病症的临床表现主要为病变局部出现疼痛、僵硬，身体疲劳、行动不便等。中医学中暂没有对下肢部筋膜病症的描述，但是根据其发病原理以及病因病机将其归为"筋痹"范畴。下肢部病症的病因病机不外乎外感六淫邪气、跌仆外伤等导致经络痹阻，气血瘀阻，不通则痛；肝肾亏虚、正气不足、七情内伤等导致气血壅阻无以通达周身，局部筋肉脉络不荣则痛，因此下肢部筋膜病的治疗原则为疏通经络，活血化瘀止痛。

本章所涉及的下肢部病症为临床上常见的膝侧副韧带损伤、髌腱炎、髌骨软化症、髌下脂肪垫肥厚、腓肠肌群损伤、踝关节损伤、跟腱炎、足跟痛。需掌握各疾病的临床表现、病因病机、辨证分型以及灸法治疗要点。

第一节　膝侧副韧带损伤

膝关节内、外侧坚韧的副韧带是维持膝关节稳定的主要支柱。由于膝关节有生理性外翻角，且膝外侧易受到暴力的打击或重物的压迫，因此临床上内侧副韧带损伤多见。在内侧副韧带受撞击、挤压、牵拉或其他各种外伤引起部分韧带撕裂、轻度内出血及肿胀等急性损伤后，若没有得到正确及时的治疗，病程日久而遗留下来以股骨内侧髁至胫骨内侧髁顽固性疼痛为主要表现的疾病称作膝侧副韧带损伤。

【病因病机】

膝部软组织损伤俗称"伤筋"。膝侧副韧带损伤多因膝关节过度运动、损伤、劳累等引起。《张氏医通》在论膝痛的记载中曰："膝者，筋之府……故膝痛无有不因肝肾虚者，虚者风寒湿气袭之。"当膝外侧受到暴力打击或重物压迫，迫使膝关节过度外翻、外旋，使膝内侧间隙增加，内侧副韧带发生拉伤、撕裂或断裂等损伤。或因风、寒、湿、热等外邪侵袭人体，痹阻筋脉而导致气血运行不畅，肌肉、筋骨、关节等部位酸痛或麻木、重着、屈伸不利。

【辨证】

本病属足三阳经和足三阴经证，可根据内外侧受伤情况加减用穴。

足阳经痹阻型：为膝关节内侧副韧带损伤，压痛位于股骨内上髁。

足阴经痹阻型：为外侧副韧带损伤，压痛位于腓骨小头或股骨外上髁。

【治疗】

1. 治法

舒筋活血，通络止痛。

2. 取穴

主穴：阿是穴、梁丘、内外膝眼穴、鹤顶穴。

配穴：足阴经痹阻型加血海、阴陵泉；足阳经痹阻型加阳陵泉、膝阳关。

3. 操作

雀啄点灸：选择室温合适的房间。患者取舒适体位，充分暴露施灸部位。在患者身上探寻病灶，寻找其筋结点，然后进行标记。揉切筋结点，判断其大小及活动度。医者左手（押手）中、食指分张置于施灸部位，右手手持筋膜灸条，将筋膜灸条的一端点燃，对准施灸的部位，在距离皮肤 2~3cm 处进行熏烤和温熨，以患者局部稍有刺胀灼痛感为宜。施灸时，如鸟雀啄食状使艾条反复一起一落，一上一下，对准筋结点进行施灸。每分钟重复约 10 次，一般每穴灸15~30 分钟。患者感疼痛时，医者可用押手轻抚施灸部位，并继续施灸。

【按语】

1. 反复出现疼痛甚至积水时，应及时就医。

2. 减少步行时间，多休息。

3. 嘱患者灸疗后避风寒，饮温水。

第二节 髌腱炎

髌腱炎是因连接髌骨胫骨之间的肌腱受损而产生的炎症性疾病，又称跳跃者膝，是一种髌骨肌腱损伤，多由各种引起膝关节前侧疼痛的活动造成。

【病因病机】

中医认为膝为筋之府，有众多筋膜筋肉附着，易受到扭挫跌仆外力而损伤，"伤后痹证夹湿"致使经脉痹阻，局部气血瘀凝阻滞，引发膝关节肿胀疼痛、活动受限。而高强度和高频率的活动，尤其是反复的跳跃最容易引发髌腱炎。同时超重和肥胖会给髌腱增加压力，而腿部股四头肌和大腿后部的腘绳肌比较紧张，弹性减低，也会引起髌腱劳损。腿部骨头排列错位、髌骨位置上升、肌肉力量不平衡等因素也是诱发髌腱炎的重要原因。

【辨证】

本病属足三阳经和足三阴经证。灸疗主要用于以下几型。

气血瘀滞型：髌部疼痛而拒按为气血瘀滞。

气血虚弱型：髌部疼痛喜温喜按为气血虚弱。

【治疗】

1.治法

疏经活血，通络止痛。

2.取穴

主穴：内外膝眼穴、鹤顶穴、阴陵泉、阳陵泉。

配穴：气血瘀滞型加血海、膈俞；气血虚弱型加足三里、气海。

3.操作

雀啄点灸：选择室温合适的房间。患者取舒适体位，充分暴露施灸部位。在患者身上探寻病灶，寻找其筋结点，然后进行标记。揉切筋结点，判断其大小及活动度。医者左手（押手）中、食指分张置于施灸部位，右手手持筋膜灸条，将筋膜灸条的一端点燃，对准施灸的部位，在距离皮肤 2~3cm 处进行熏烤和温熨，以患者局部稍有刺胀灼痛感为宜。施灸时，如鸟雀啄食状使艾条反复一起一落，一上一下，对准筋结点进行施灸。每分钟重复约 10 次，一般每穴灸 15~30 分钟。患者感疼痛时，医者可用押手轻抚施灸部位，并继续施灸。

雷火点灸：患者取仰卧位，充分暴露施灸部位，先在患者身上探寻病灶部分的筋结点，进行标记，然后对此筋结点进行揉切，判断其大小及活动度。医者左手（压手）中、食指分张置于施灸部位两侧，右手持一端点燃的筋膜灸条，对准施灸部位，在距离皮肤 2~3cm 处进行熏烤和温熨，以灸至皮肤温热并出现热量向四周或身体内部渗透为度，不可令皮肤灼痛。灸毕，缓慢移至下一筋结点施灸，如此依次施灸诸个筋结点，操作同前，直至所标筋结点施灸完毕。在操作过程中要注意观察筋膜灸条处的燃烧情况，及时刮除燃尽的艾灰，防止艾灰掉落烫伤患者。

【按语】

1.运动前要做准备活动，进行充分的热身，比如拉伸韧带、活动关节。

2.运动中用力要节制，不要大强度，可使用髌腱加压带等护具。

3.运动后进行局部冷敷，剧烈运动后或出现疼痛时最好马上冷敷，可有减轻炎症的作用。

4.嘱患者灸疗后避风寒，饮温水。

第三节　髌骨软化症

髌骨软化症又称髌骨软骨病、髌骨劳损，是指髌骨软骨面的退行性改变，常伴有股骨滑车部软骨面退行性改变，是临床常见的膝关节疾病，多发于青壮年。

【病因病机】

中医学理论把髌骨软化症归于"痹证""骨痹"范畴。髌骨位于膝盖前方，位置表浅，易受损伤，易遭风寒，微小创伤的积累或风寒侵袭肢体肌肤经络，凝滞经脉，致气血失常，经脉痹阻，气滞血瘀，不通则痛而发为本病。西医认为，膝关节长期过度的屈伸活动，或者先天发育畸形，立线不正，使得髌股之间反复摩擦和撞击，导致两者之间的软骨面磨损，从而发为本病。

【辨证】

按临床相应症状将本病分为三型。

气滞血瘀型：膝关节疼痛，上下楼梯、下蹲时加重，髌骨两侧压痛，痛点固定不移。

痰湿痹阻型：膝关节酸软不适或疼痛，疼痛部位不确切，局部肿胀，或浮髌试验阳性。

肝肾亏损型：膝部冷痛，遇寒加重，膝软乏力，大腿肌肉萎缩。

【治疗】

1.治法

补益气血，通络止痛。

2.取穴

主穴：梁丘、足三里、鹤顶、阴市。

配穴：肝肾亏虚型加关元、气海；气血瘀滞型加血海、内关；痰湿痹阻型加丰隆、中脘。

3.操作

雀啄点灸：选择室温合适的房间。患者取舒适体位，充分暴露施灸部位。在患者身上探寻病灶，寻找其筋结点，然后进行标记。揉切筋结点，判断其大小及活动度。医者左手（押手）中、食指分张置于施灸部位，右手手持筋膜灸条，将筋膜灸条的一端点燃，对准施灸的部位，在距离皮肤 2~3cm 处进行熏烤和温熨，以患者局部稍有刺胀灼痛感为宜。施灸时，如鸟雀啄食状使艾条反复一起一落，一上一下，对准筋结点进行施灸。每分钟重复约 10 次，一般每穴灸 15~30 分钟。患者感疼痛时，医者可用押手轻抚施灸部位，并继续施灸。

【按语】

1.了解髌骨软骨的生理性磨损规律。

2.保持合理体重，避免剧烈运动。

3.嘱患者灸疗后避风寒，饮温水。

第四节　髌下脂肪垫肥厚

髌下脂肪垫肥厚又称 Hoffa 病，是急性损伤或慢性劳损所导致的无菌性炎症，引起脂肪垫增生、水肿，脂肪垫在胫股关节前方或髌股关节下方的夹挤和撞击下出现的一系列症状。其特征性表现为膝前痛、膝功能降低，通常还有大量渗出，MRI 显示髌下脂肪垫纤维化和液体浸润。Hoffa 病是临床较少见且难以确诊的疾病，多发于中老年和青壮年。

【病因病机】

髌下脂肪垫肥厚多因反复跳跃引起膝关节过伸；或高处落地，前方直接的碰撞，可使脂肪垫产生创伤反应性肿胀；或股四头肌疲劳无力，不能充分向上牵拉脂肪垫；以及反复的小创伤，可产生脂肪垫慢性损伤，长期肥大。妇女发生在月经前期的水潴留综合征可导致水肿，也会导致髌下脂肪垫肥厚。

【辨证】

膝前疼痛，多于劳累、上下楼、下蹲膝关节屈曲时加重；髌骨内外侧或髌下有明显压痛点，局部饱满，脂肪肥厚；膝关节伸直活动受限。本病属足三阳经和足三阴经证。按病因主要分为两型。

气血虚弱型：髌部喜温喜按。

气血瘀滞型：髌部扭伤所致疼痛且拒按。

【治疗】

1. 治法

疏经活络，补益气血。

2. 取穴

主穴：梁丘、外膝眼、百虫窝、阴陵泉、阳陵泉、足三里。

配穴：气血虚弱型加气海、肾俞；气血瘀滞型加膈俞、血海。

3. 操作

雀啄点灸：选择室温合适的房间。患者取舒适体位，充分暴露施灸部位。在患者穴位处寻找筋结点，然后进行标记。揉切筋结点，判断其大小及活动度。医者左手（押手）中、食指分张置于施灸部位，右手手持筋膜灸条，将筋膜灸条的一端点燃，对准施灸的部位，在距离皮肤 1~3cm 处进行熏烤和温熨，每次灸 10~15 分钟，每日 1 次，7 次为 1 个疗程。施灸时，如鸟雀啄食状使艾条反复一起一落，一上一下，对准筋结点进行施灸。灸至皮肤温热发红，有微微烫感甚佳。

【按语】

1. 减少剧烈运动，多休息。

2. 进行简单牵拉式康复训练。

3. 嘱患者灸疗后避风寒，饮温水。

第五节　腓肠肌群损伤

腓肠肌群是由位于小腿后方的腓肠肌以及腓肠肌下方的比目鱼肌组成的一组肌群。腓肠肌由内外侧头组成，它与比目鱼肌又合称为"小腿三头肌"。腓肠肌群由膝关节后方经小腿后方，一直向下延伸到足跟，共同参与形成跟腱。由于肌腹外形鼓起，形似鱼肚，人们常形象地称之为"黄鱼肚"。肌肉损伤是一种肌肉纤维或肌腱受到过度牵拉，以至于引起撕裂的损伤，通常也称之为肌肉拉伤。腓肠肌群损伤就是该肌群肌肉和肌腱部分受到过分牵拉，甚至发生肌纤维撕裂。腓肠肌和比目鱼肌两者均可发生损伤。由于该伤以前经常出现在网球运动员中，所以也被称为"网球腿"。

【病因病机】

日常活动和运动中，经常做伴有突然发力的蹬脚、跳跃动作，诸如短速跑、跳高、跳远等；或者在运动时膝关节伸直情况下脚背朝上屈曲而发生不协调地超负荷运动，诸如慢跑、打网球等，均容易引起腓肠肌牵拉受损伤。

【辨证】

伤后疼痛明显，提踵痛，疼痛的部位常在小腿中段肌腹与肌腱交接处附近，部分发生在肌腹处疼痛。灸疗主要用于以下两型。

气血瘀滞型：腓肠肌部扭伤所致疼痛且拒按。

气血虚弱型：腓肠肌部旧伤，喜温喜按。

【治疗】

1. 治法

行气活血，舒筋通络。

2. 取穴

主穴：阿是穴、承筋、承山、飞扬、阳交、阳陵泉。

配穴：气血瘀滞型加血海、膈俞；气血虚弱型加足三里、关元。

3. 操作

雀啄点灸：选择室温合适的房间。患者取舒适体位，充分暴露施灸部位。在患者穴位处寻找筋结点，然后进行标记。揉切筋结点，判断其大小及活动度。医者左手（押手）中、食指分张置于施灸部位，右手手持筋膜灸条，将筋膜灸条的一端点燃，对准施灸的部位，在距离皮肤 1~3cm 处进行熏烤和温熨，每次灸 10~15 分钟，每日 1 次，7 次为 1 个疗程。施灸时，如鸟雀啄食状使艾条反复一起一落，一上一下，对准筋结点进行施灸。灸至皮肤温热发红，有微微烫感甚佳。

雷火点灸：选择温度适宜、通风的房间。患者选取舒适体位，充分暴露下肢穴位处，取雷火灸艾条点燃，在穴位上方 2~3cm 处进行灸治，每次灸 10~15 分钟，可根据病情需要加灸时间，以不超过 30 分钟为度，每日 1 次，7 次为一疗程。灸至皮肤温热发红，有微微烫感甚佳。

【按语】

1. 注意休息。

2. 避免患侧肢体过度活动。

3. 嘱患者灸疗后避风寒，饮温水。

第六节　踝关节损伤

踝关节周围主要的韧带有内侧副韧带、外侧副韧带和下胫腓韧带。内侧副韧带又称三角韧带，起于内踝，向下呈扇形止于足舟骨、距骨内侧和跟骨的载距突，内侧副韧带相对强韧，不易损伤；外侧副韧带起自外踝，包括止于距骨前外侧的腓距前韧带、止于跟骨外侧的腓跟韧带、止于距骨后外侧的腓距后韧带，外侧副韧带相对薄弱，容易损伤。下胫腓韧带又称下胫腓联合韧带，为胫骨与腓骨下端之间的骨间韧带，是保持踝穴间距、稳定踝关节的重要韧带。踝关节在背伸位稳定，在跖屈位不稳定。踝关节扭挫伤甚为常见，可发生于任何年龄，但以青壮年多见。

【病因病机】

多因踝关节突然受到过度的内翻或外翻暴力引起，如行走或跑步时踏在不平的地面上，上下楼梯、走坡路时不慎失足踩空，或骑车、踢球等运动中不慎跌倒，使踝关节突然过度内翻或外翻而致踝部扭伤。

临床上分为内翻扭伤和外翻扭伤两类。内翻扭伤中以跖屈内翻扭伤多见，因踝关节处于跖屈时，距骨可向两侧轻微活动而使踝关节不稳定，容易损伤外侧的腓距前韧带；单纯内翻扭伤时，容易损伤外侧的腓跟韧带；外翻扭伤，由于三角韧带比较坚强，较少发生，但严重时可引起下胫腓韧带撕裂及腓骨下端骨折。

直接的外力打击，除韧带损伤外，多合并骨折和脱位。

【辨证】

疼痛是踝关节扭伤的主要表现。轻中度扭伤，踝关节部位肿胀较轻，局部压痛，活动脚踝时疼痛加重；重度扭伤，剧烈疼痛伴肿胀，或有明显的皮下瘀斑，甚至无法行走或负重。灸疗主要用于以下两型。

气血瘀滞型：踝部扭伤，且疼痛拒按。

气血虚弱型：踝部旧伤，喜温喜按。

【治疗】

1.治法

行气活血，舒筋通络。

2.取穴

主穴：阿是穴、解溪、昆仑、悬钟、阳陵泉。

配穴：气血瘀滞型加血海、膈俞；气血虚弱型加足三里、关元。

3.操作

雀啄点灸：选择室温合适的房间。患者取舒适体位，充分暴露施灸部位。在患者穴位处寻找筋结点，然后进行标记。揉切筋结点，判断其大小及活动度。医者左手（押手）中、食指分张置于施灸部位，右手手持筋膜灸条，将筋膜灸条的一端点燃，对准施灸的部位，在距离皮肤 1~3cm 处进行熏烤和温熨，每次灸 10~15 分钟，每日 1 次，7 次为 1 个疗程。施灸时，如鸟雀啄食状使艾条反复一起一落，一上一下，对准筋结点进行施灸。灸至皮肤温热发红，有微微烫感甚佳。

雷火点灸：选择温度适宜通风的房间。患者选取舒适体位，充分暴露穴位处，取雷火灸艾条点燃，在穴位上方 2~3cm 处进行灸治，每次灸 10~15 分钟，可根据病情需要加灸时间，以不超过 30 分钟为度。每日 1 次，7 次为一疗程。灸至皮肤温热发红，有微微烫感甚佳。

【按语】

1.减少活动，静养为主。

2.嘱患者灸疗后避风寒，注意保暖，饮温水。

第七节　跟腱炎

跟腱由腓肠肌与比目鱼肌的肌腱联合组成，止于跟骨结节，主要功能是使踝关节做跖屈运动。跟腱是人体最强有力的肌腱，承受负重步行、跳跃、奔跑等强大的牵拉力量。

【病因病机】

跟腱炎多由跟腱损伤发展而来。跟腱损伤可因直接暴力或间接暴力所致，以直接暴力多见。临床上分为完全性断裂和不完全性断裂。

直接暴力损伤常发生于锐器割裂伤，多为开放性损伤，其断面较整齐，腱膜也同时受到损伤。在跟腱处于紧张状态时，受到垂直方向的暴力，如被踢伤或器械击伤亦可发生断裂，多为横断，局部皮肤挫伤较严重，周围血肿较大。

间接暴力损伤常发生于活动量较大的青壮年、运动员、演员或搬运工人等，在剧烈运动或劳动时，由于小腿三头肌的突然收缩，使跟腱受到强力牵拉，而引起跟腱部分撕裂或完全断裂，此种撕裂伤的断面参差不齐，其主要断面多在跟腱附着点上方3~4cm处，腱膜可以完整，少数断裂于跟腱附着部或近于肌腹部。

【辨证】

足跟部上方的、内部的疼痛、酸痛、压痛、僵硬，活动后加剧，通常会在清晨或者剧烈运动后的休息期间发作。肌腱两段受到挤压时会有强烈疼痛或者压痛。灸疗主要用于以下两型。

气血瘀滞型：足跟部扭伤所致疼痛且拒按。

气血虚弱型：足跟部旧伤，喜温喜按。

【治疗】

1. 治法

疏经活血，通络止痛。

2. 取穴

主穴：阿是穴、昆仑、大钟、申脉。

配穴：气血瘀滞型加血海、膈俞；气血虚弱型加足三里、关元。

3. 操作

雀啄点灸：选择室温合适的房间。患者取舒适体位，充分暴露施灸部位。在患者穴位处寻找筋结点，然后进行标记。揉切筋结点，判断其大小及活动度。医者左手（押手）中、食指分张置于施灸部位，右手手持筋膜灸条，将筋膜灸条的一端点燃，对准施灸的部位，在距离皮肤1~3cm处进行熏烤和温熨，每次灸10~15分钟，每日1次，7次为1个疗程。施灸时，如鸟雀啄食状使艾条反复一起一落，一上一下，对准筋结点进行施灸。灸至皮肤温热发红，有微微烫感甚佳。

雷火点灸：选择温度适宜通风的房间。患者选取舒适体位，充分暴露穴位处，取雷火灸艾条点燃，在穴位上方2~3cm处进行灸治，每次灸10~15分钟，可根据病情需要加灸时间，以不超过30分钟为度。每日1次，7次为一疗程。

灸至皮肤温热发红，有微微烫感甚佳。

【按语】

1. 减少活动，静养为主。

2. 嘱患者灸疗后避风寒，注意保暖，饮温水。

第八节 足跟痛

足跟痛主要是指跟骨跖面由于慢性损伤所引起的以疼痛、行走困难为主的病症，常伴有跟骨结节部前缘骨质增生。好发于 40~60 岁的中老年人。

【病因病机】

足跟痛多因老年肝肾不足或久病体虚，气血衰少，筋脉懈惰，加之体态肥胖，体重增加，久行久站造成足底部皮肤、皮下脂肪、跖腱膜负荷过重。足底的跖腱膜起自跟骨跖面结节，向前伸展，止于 5 个足趾近侧趾节的骨膜上，如果长期、持续地牵拉，可在跖腱膜的跟骨结节附着处发生慢性劳损或骨质增生，致使局部无菌性炎症刺激而引起疼痛。

【辨证】

灸疗主要用于以下两型。

气血瘀滞型：足跟部扭伤所致疼痛且拒按。

气血虚弱型：足跟部旧伤，喜温喜按。

【治疗】

1. 治法

疏经通络，补气活血。

2. 取穴

主穴：阿是穴、昆仑、太溪、足三里、肾俞。

配穴：气血瘀滞型加血海、膈俞；气血虚弱型加关元、气海。

3. 操作

雀啄点灸：选择室温合适的房间。患者取舒适体位，充分暴露施灸部位。在患者穴位处寻找筋结点，然后进行标记。揉切筋结点，判断其大小及活动度。医者左手（押手）中、食指分张置于施灸部位，右手手持筋膜灸条，将筋膜灸条的一端点燃，对准施灸的部位，在距离皮肤 1~3cm 处进行熏烤和温熨，每次灸 10~15 分钟，每日 1 次，7 次为 1 个疗程。施灸时，如鸟雀啄食状使艾条反复一起一落，一上一下，对准筋结点进行施灸。灸至皮肤温热发红，有微微烫感甚佳。

【按语】

1. 适当活动，注意保暖。

2. 增强营养摄入。

3. 嘱患者灸疗后避风寒，饮温水。

第十五章 脏腑病症

第一节 失眠

失眠是以经常不能获得正常睡眠为特征的一类病证，主要表现为睡眠时间、深度的不足，轻者入睡困难，或寐而不酣，时寐时醒，或醒后不能再寐，重则彻夜不寐，常影响人们的正常工作、生活、学习和健康。失眠在《内经》中被称为"目不眠""不得卧"。

【病因病机】

因饮食不节，情志失常，劳倦、思虑过度，病后、年迈体虚等原因，导致阳盛阴衰，阴阳失交。其病位主要在心，与肝、脾、肾密切相关。失眠的病机有虚实之分。实证由肝郁化火，痰热内扰，阳盛不得入于阴而致；虚证多由心脾两虚，心虚胆怯，心肾不交，水火不济，心神失养，阴虚不能纳阳而发。失眠久病可出现虚实夹杂，实火、痰湿等病邪与气血阴阳亏虚互相联系，互相转化，临床以虚证多见。

【辨证】

主要表现为入睡困难，或寐而易醒，甚则彻夜不眠。灸疗主要针对以下几型。

心脾两虚型：兼见心悸健忘，纳差倦怠，面色无华，易汗出。舌淡，脉细弱。

心肾不交型：兼见五心烦热，头晕耳鸣，腰膝酸软，遗精盗汗，舌红，脉细数。

心胆气虚型：兼见多梦易惊，心悸胆怯，善惊多恐，多疑善虑，舌淡，脉弦细。

脾胃不和型：兼见脘闷嗳气，嗳腐吞酸，心烦口苦，苔厚腻，脉滑数。

【治疗】

1. 治法

调和阴阳，安神利眠。

2. 取穴

主穴：安眠、四神聪、神门、申脉、照海。

配穴：心脾两虚型配心俞、脾俞；心肾不交型配心俞、肾俞、太溪；心胆气虚型配心俞、胆俞；脾胃不和型配中脘、足三里。噩梦多配厉兑、隐白；头晕配风池、悬钟；重症不寐配神庭、印堂、百会。

3.操作

雀啄点灸：选择室温合适的房间。患者取舒适体位，充分暴露施灸部位。在患者穴位处寻找筋结点，然后进行标记。揉切筋结点，判断其大小及活动度。医者左手（押手）中、食指分张置于施灸部位，右手手持筋膜灸条，将筋膜灸条的一端点燃，对准施灸的部位，在距离皮肤1~3cm处进行熏烤和温熨，每次灸10~15分钟，每日1次，7次为1个疗程。施灸时，如鸟雀啄食状使艾条反复一起一落，一上一下，对准筋结点进行施灸。灸至皮肤温热发红，有微微烫感甚佳。

【按语】

1.灸疗不宜用于肝火、痰火引起的不寐（失眠），对心脾两虚、心胆气虚、心肾不交引起的失眠有一定疗效。

2.应指导患者养成良好的睡眠习惯，让患者了解导致失眠的原因，以减轻心理压力，并让患者放松情绪，减轻焦虑，尽量减少对失眠的关注，避免精神刺激。

3.灸疗前应完善相关检查，查明病因，积极治疗原发病。

第二节　稳定型心绞痛

稳定型心绞痛亦称劳力性心绞痛，以胸骨后，同时可放射至心前区及左上肢尺侧的阵发性压榨性疼痛或憋闷为特点，多由劳累诱发，含服硝酸酯制剂缓解。相当于中医的胸痹心痛。"心痛"病名最早见于马王堆汉墓出土的《五十二病方》。是由于正气亏虚，饮食、情志、寒邪等所引起的以痰浊、瘀血、气滞、寒凝痹阻心脉，以膻中或左胸部发作性憋闷、疼痛为主要临床表现的一种病证。

【病因病机】

因年老体虚、饮食不当、情志失调、寒邪内侵等原因，导致心脉痹阻不畅，不通则痛，有虚实两方面，常为本虚标实，虚实夹杂。虚者多见于气虚、阳虚、阴虚、血虚；实者分为气滞、寒凝、痰浊、血瘀。病位在心，与肝、脾、肾相关。其病机关键为发作期以标实表现为主，血瘀、痰浊突出；缓解期主要有心、脾、肾气血阴阳之亏虚，其中又以心气虚、心阳虚最为常见。

【辨证】

胸骨后、心前区及左上肢尺侧的阵发性压榨性疼痛或憋闷。灸疗主要针对以下几型。

心血瘀阻型：痛处固定不移，入夜为甚，伴有胸闷心悸、面色晦黯。舌紫黯，或伴有瘀斑，舌下络脉青紫，脉沉涩或结代。

寒凝心脉型：遇寒而作，形寒肢冷，胸闷心悸，甚则喘息不得卧。舌淡，苔白滑，脉沉细或弦紧。

痰浊内阻型：气短喘促，多形体肥胖，肢体沉重，脘痞，痰多口黏。苔腻，脉滑。痰浊化热则心痛如灼，心烦口干，痰多黄稠，大便秘结。舌红，苔黄腻，脉滑数。

心气虚弱型：若反复发作，胸闷气促，动则喘息，心悸易汗，倦怠懒言，面色㿠白。舌淡或有齿痕，苔薄白，脉弱或结代。

【治疗】

1. 治法

化瘀通络，养心之痛。

2. 取穴

主穴：内关、膻中、阴郄、心俞、厥阴俞、膈俞。

配穴：心气虚弱型配气海、足三里；痰浊内阻型配内庭、丰隆；寒凝心脉型，配肺俞、风门。脘闷纳呆配足三里、中脘。

3. 操作

雀啄点灸：选择室温合适的房间。患者取舒适体位，充分暴露施灸部位。在患者穴位处寻找筋结点，然后进行标记。揉切筋结点，判断其大小及活动度。医者左手（押手）中、食指分张置于施灸部位，右手手持筋膜灸条，将筋膜灸条的一端点燃，对准施灸的部位，在距离皮肤 1~3cm 处进行熏烤和温熨，每次灸 10~15 分钟，每日 1 次，7 次为 1 个疗程。施灸时，如鸟雀啄食状使艾条反复一起一落，一上一下，对准筋结点进行施灸。灸至皮肤温热发红，有微微烫感甚佳。

雷火点灸：选择温度适宜、通风的房间。患者选取舒适体位，充分暴露穴位处，取雷火灸艾条点燃，在穴位上方 2~3cm 处进行灸治，每次灸 10~15 分钟，可根据病情需要加灸时间，以不超过 30 分钟为度。每日 1 次，7 次为一疗程。灸至皮肤温热发红，有微微烫感甚佳。

【按语】

1. 胸痹心痛属内科急症，其发病急、变化快，易恶化为真心痛，在急性发作期应以消除疼痛为首要任务，病情严重者，应积极配合西医救治。

2. 灸疗对心气虚弱、心血瘀阻，痰浊、寒凝内阻等引起的心悸有较好疗效，但不宜用于治疗心肾阴虚引起的心痛。

3. 平素要注意合理饮食，多注意休息，避免剧烈运动。

第三节 哮喘

哮喘是以反复发作的呼吸急促，喉间哮鸣，甚则张口抬肩、不能平卧为主症。哮以呼吸急促，喉中有哮鸣声为特征；喘以呼吸困难，甚则张口抬肩为特征。临床上哮必兼喘，喘未必兼哮。本病可发于任何年龄和季节，尤以寒冷季节和气候骤变时多发。

【病因病机】

1. 哮病

宿痰内伏于肺，每因外感、饮食、情志、劳倦等诱因而引触，以致痰阻气道，肺失肃降，肺气上逆，痰气搏击而发出痰鸣气喘声。本病的病位主要在肺，与脾、肾关系密切。肺虚不能主气，气不化津，则痰浊内蕴，肃降无权，加之卫外不固，更易受外邪的侵袭而诱发。脾虚不能化水谷精微，上输养肺，反而积湿生痰，上贮于肺，影响肺气的升降。肾虚精微匮乏，纳摄失常，则阳虚水泛为痰，或阴虚烁津生痰，上干于肺，而致肺气出纳失司。

2. 喘证

喘证的病因较多，但概括而言，不外外感和内伤两方面。外感为感受六淫之邪，侵袭肺系；内伤为饮食不当、情志失调、劳欲久病等导致肺失宣降，肺气上逆或气无所主，肾失摄纳而致喘证。病变部位主要在肺和肾，与肝、脾、心有关。因肺为气之主，司呼吸，外合皮毛，内为五脏之华盖，若外邪袭肺，或他脏病气上犯，皆可使肺气壅塞，肺失宣降，呼吸不利而致喘促，或使肺气虚衰，气失所主而喘促。肾为气之根，与肺同司气之出纳，故肾元不固，摄纳失常则气不归原，阴阳不相接续，亦可气逆于肺而为喘。若脾虚痰浊饮邪上扰，或肝气逆乘亦能致喘，则为肝、脾之病影响于肺。心气喘满，则发生于喘脱之时。

【辨证】

呼吸急促，喉中哮鸣，甚则张口抬肩，鼻翼扇动，不能平卧。灸疗主要用于以下几型。

1. 实证

病程短，或当发作期，表现为哮喘声高气粗，呼吸深长有余，呼出为快，体质较强，脉象有力。

风寒外袭型：兼见喉中哮鸣如水鸡声，痰多色白，稀薄或多泡沫，常伴风寒表证。苔薄白而滑，脉浮紧。

痰热阻肺型：喉中痰鸣如吼，胸高气粗，痰黄或白，黏着稠厚，伴口渴，便秘。舌红苔黄腻，脉滑数。

2. 虚证

病程长，反复发作或当缓解期，表现为哮喘声低气怯，气息短促，深吸为快，体质虚弱，脉弱无力。

肺气虚型：兼见喘促气短，动则加剧，喉中痰鸣，痰稀，神疲，汗出。舌淡，苔白，脉细弱者。

肾气虚型：气息短促，呼多吸少，动则喘甚，耳鸣，腰膝酸软。舌淡，苔薄白，脉沉细者。

【治疗】

1. 治法

止哮平喘。

2. 取穴

主穴：定喘、肺俞、中府、天突、膻中。

配穴：风寒外袭型配风门、合谷；痰热阻肺型配丰隆、曲池。肺气虚型配膏肓、风门、肾气虚型配气海、关元。喘甚配天突、孔最；气虚配气海、关元。

3. 操作

雀啄点灸：选择室温合适的房间。患者取舒适体位，充分暴露施灸部位。在患者穴位处寻找筋结点，然后进行标记。揉切筋结点，判断其大小及活动度。医者左手（押手）中、食指分张置于施灸部位，右手手持筋膜灸条，将筋膜灸条的一端点燃，对准施灸的部位，在距离皮肤 1~3cm 处进行熏烤和温熨，每次灸 10~15 分钟，每日 1 次，7 次为 1 个疗程。施灸时，如鸟雀啄食状使艾条反复一起一落，一上一下，对准筋结点进行施灸。灸至皮肤温热发红，有微微烫感甚佳。

督脉灸：选择室温合适的房间。患者取俯卧位，充分暴露背部。在督脉的脊柱段（上起大椎穴，下至腰俞穴）探寻病灶筋结点，进行标记。揉切筋结点，判断其大小及活动度。医者左手（压手）中、食指分张置于施灸部位两侧，右手持一端点燃的筋膜灸条，对准施灸部位，在距皮肤 2~3cm 处进行熏烤，以灸至皮肤温热并出现热量向四周或沿督脉走行为度，不可令皮肤灼痛。灸毕，缓慢移至下一筋结点施灸，如此逐点施灸，方法同前，直至所标筋结点施灸完毕。

【按语】

1. 哮喘有其原发病，在缓解期，应积极治疗原发病，灸法宜用于缓解期。

2. 严重的哮喘持续发作期应采取综合治疗先稳定病情。

3. 过敏性哮喘应在平时注意避免与过敏原的接触。

4. 灸疗多结合针刺进行，有利于哮喘的标本兼治。可结合汤药日常调理。

第四节 过敏性鼻炎

过敏性鼻炎即变应性鼻炎，是指特应性个体接触变应原后，主要由 IgE（免疫球蛋白 E）介导的介质（主要是组胺）释放，并有多种免疫活性细胞和细胞因子等参与的鼻黏膜非感染性炎性疾病。中医病名为鼻鼽，是指由于脏腑虚损、卫表不固所致，以突发和反复发作的鼻痒、喷嚏、流清涕、鼻塞等为主要特征的鼻部疾病。本病为临床上的常见病，可常年发病，也可季节性发作。

【病因病机】

本病多因肺气虚寒、脾气虚弱、肾阳不足、肺经有热等引起。肺气虚寒，卫表不固，则腠理疏松，乘虚而入；脾为后天之本，化生不足，鼻窍失养，外邪或异气从口鼻侵袭；肾阳不足，则摄纳无权，气不归原，温煦失职，腠理、鼻窍失于温煦；肺经素有郁热，肃降失职，邪热上犯鼻窍，邪聚鼻窍，邪正相搏，肺气不宣，津液骤停。均可致喷嚏、流鼻涕、鼻塞等，发为鼻鼽。

【辨证】

鼻痒，喷嚏频频、清涕如水、鼻塞，具有突然发作和反复发作的特点。灸疗主要见于以下几型。

肺气虚寒型：嗅觉减退，畏风怕冷，自汗，气短懒言，语声低怯，面色苍白，或咳嗽痰稀。

脾气虚弱型：面色萎黄无华，消瘦，食少纳呆，腹胀便溏，四肢倦怠乏力，少气懒言。

肾阳不足型：面色苍白，形寒肢冷，腰膝酸软，神疲倦怠，小便清长，或见遗精早泄。

肺经伏热型：常在闷热天气发作，全身或见咳嗽，咽痒，口干烦热。

【治疗】

1. 治法

通利鼻窍。

2. 取穴

主穴：上迎香、印堂、风门、肺俞、足三里、合谷。

配穴：肺气虚寒型配风池；脾气虚弱型配足三里；肾阳不足型配肾俞；肺经伏热型配曲池。咽喉干痒者可加照海、列缺。

3. 操作

雀啄点灸：选择室温合适的房间。患者取舒适体位，充分暴露施灸部位。在患者身上探寻病灶，寻找其筋结点，然后进行标记。揉切筋结点，判断其大小及活动度。医者左手（押手）中、食指分张置于施灸部位，右手手持筋膜灸条，将筋膜灸条的一端点燃，对准施灸的部位，在距离皮肤 2~3cm 处进行熏烤和温熨，以患者局部稍有刺胀灼痛感为宜。施灸时，如鸟雀啄食状使艾条反复一起一落，一上一下，对准筋结点进行施灸。每分钟重复约 10 次，一般每穴灸 15~30 分钟。患者感疼痛时，医者可用押手轻抚施灸部位，并继续施灸。

雷火点灸：选择温度适宜、通风的房间。患者选取舒适体位，充分暴露穴位处，取雷火灸艾条点燃，在六位上方 2~3cm 处进行灸治，每次灸 10~15 分钟，可根据病情需要加灸时间，以不超过 30 分钟为度，每日 1 次，7 次为一疗程。灸至皮肤温热发红，有微微烫感甚佳。

【按语】

1.针灸治疗本病有效，尤其能较为迅速改善鼻道的通气功能。

2.过敏性鼻炎患者还应积极查找过敏原，避免接触以预防。

3.经常锻炼身体，适当户外运动以增强抵抗力，预防感冒进而防止本病发作。

4.灸疗期间，宜多饮热开水，保持室内通风，少去公共场所。

第五节 胃痛

胃痛，又称胃脘痛，是指以上腹胃脘部近心窝处疼痛为主症的病证。由于疼痛部位近心窝处，古人又称"心痛""心下痛"等。

【病因病机】

本病病因常为外邪犯胃，饮食伤胃，情志不畅，脾胃素虚。基本病机是胃气阻滞，胃失和降，不通则痛。胃痛的病变部位在胃，但与肝、脾的关系极为密切。上述病因如寒邪、饮食伤胃等皆可引起胃气郁滞，胃失和降而发生胃痛，即"不通则痛"。胃痛日久不愈，脾胃受损，可由实证转为虚证。若因寒而痛者，寒邪伤阳，脾阳不足，可成脾胃虚寒证；若因热而痛，邪热伤阴，胃阴不足，则致阴虚胃痛。虚证胃痛易受邪，可致出现虚实夹杂证，如脾胃虚寒者易受寒邪，脾胃气虚又可饮食停滞。

【辨证】

1.实证

多见上腹胃脘部暴痛，痛势较剧，痛处拒按，饥时痛减，纳后痛增。

寒邪犯胃型：兼见脘腹得温痛减，遇寒痛增，恶寒喜暖，口不渴，喜热饮，或伴恶寒。苔薄白，脉弦紧。

饮食伤胃型：胃脘胀满疼痛，嗳腐吞酸，嘈杂不舒，呕吐或矢气后痛减，大便不爽。苔厚腻、脉滑。

肝气犯胃型：胃脘胀满，脘痛连胁，嗳气频频，吞酸，大便不畅，每因情志因素而诱发，心烦易怒，喜太息。苔薄白，脉弦。

气滞血瘀型：胃痛拒按，痛有定处，食后痛甚，或有呕血便黑。舌质紫暗或有瘀斑，脉细涩。

2. 虚证

疼痛隐隐，痛处喜按，空腹痛甚，纳后痛减。

脾胃虚寒型：兼泛吐清水，喜暖，大便溏薄，神疲乏力，或手足不温。舌淡苔薄，脉虚弱或迟缓。

胃阴不足型：胃脘灼热隐痛，但饥而不欲食，咽干口燥，大便干结。舌红少津，脉弦细或细数。

【治疗】

1. 治法

和胃止痛。

2. 取穴

主穴：中脘、胃俞、足三里、内关、公孙。

配穴：寒邪客胃型配神阙、胃俞；饮食伤胃型配下脘、梁门；肝气犯胃型配太冲、期门；气滞血瘀型配三阴交、膈俞；脾胃虚寒型配脾俞、关元；胃阴不足型配胃俞、内庭。

3. 操作

雷火点灸：选择温度适宜、通风的房间。患者选取舒适体位，充分暴露穴位处，取雷火灸艾条点燃，在穴位上方2~3cm处进行灸治，每次灸10~15分钟。可根据病情需要加灸时间，以不超过30分钟为度。每日1次，7次为一疗程。灸至皮肤温热发红，有微微烫感甚佳。

腹部九宫格灸：患者取仰卧位，充分暴露施灸部位，穴位周围探寻病灶筋结点，并进行标记，揉切筋结点判断其大小及活动度，对准施灸部位，在距离皮肤2~3cm处进行熏烤和温熨，向左右方向移动或反复旋转施灸，以患者局部有麻痛感和灼痛感为宜，不可令皮肤灼痛。一般灸10~15分钟，灸至施灸穴位出现红晕为度。

【按语】

1. 胃痛的临床表现有时可与肝脏疾患及胰腺炎相似，应注意鉴别，同时也要注意与心肌梗死相鉴别。另外，若胃痛见于溃疡病出血、穿孔等重症，应及时采取相应的急救措施。

2. 灸疗不适用于胃痛的阴虚火旺证与胃热壅盛证。

3. 平时要注意饮食规律，忌食辛辣油腻等刺激性食物，调畅情志。

4. 灸疗期间，宜多饮温开水，保持室内通风，少去公共场所。

第六节　腹泻

腹泻是以大便次数增多，便质稀溏或完谷不化，甚至如水样为主症的病证，也称"泄泻"。大便溏薄者称为"泄"，大便如水注者称为"泻"。古代文献中的"飧泄""濡泄""洞泄""溏泄"等，均多指泄泻。本病一年四季均可发生，但以夏秋两季多见。

【病因病机】

本病常由感受外邪、饮食所伤、情志不调、禀赋不足、久病体虚引起。

本病病理因素主要是湿，病机特点是脾虚湿盛，致肠道功能失司而发生泄泻。因湿盛而后脾虚者，多为急性泄泻（暴泻）；因脾虚而后湿邪郁滞者，多为慢性泄泻（久泻）。一般来说，暴泻以湿盛为主，多因湿盛伤脾，或食滞生湿，壅滞中焦，脾为湿困所致，病属实证。久泻多偏于虚证，由脾虚不运而生湿，或他脏及脾，如肝木乘脾，或肾虚火不暖脾，水谷不化所致。而湿邪与脾虚，往往相互影响，互为因果，湿盛可困遏脾运，脾虚又可生湿，虚实之间又可相互转化夹杂。

【辨证】

大便次数增多，便质清稀或完谷不化，甚至如水样为本病主症。灸疗主要用于以下几型。

寒湿内盛型：兼见大便清稀，水谷相杂，肠鸣胀痛，口不渴，身寒喜温。舌淡，苔白滑，脉迟。

湿热伤中型：便色黄而臭，伴有黏液，肛门灼热，腹痛，心烦口渴，喜冷饮，小便短赤。舌红苔黄腻，脉濡数。

食滞胃肠型：腹痛肠鸣，大便恶臭，泻后痛减，伴有未消化的食物，嗳腐吞酸，不思饮食。舌苔垢浊或厚腻，脉滑。

脾胃虚弱型：大便溏薄，完谷不化，反复发作，稍进油腻食物则大便次数增多，面色萎黄，神疲，不思饮食，喜暖畏寒。舌淡，苔白，脉濡缓无力。

肝气乘脾型：胸胁胀闷，嗳气食少，每因抑郁恼怒或情绪紧张时，发生腹痛泄泻。舌淡红，脉弦。

肾阳虚衰型：黎明之前，腹部作痛，肠鸣即泻，泻后痛减，腹部畏寒，腰酸腿软，消瘦，面色黧黑。舌淡，苔白，脉沉细。

【治疗】

1. 治法

健脾利湿，调肠止泻。

2. 取穴

主穴：神阙、梁丘、中脘、天枢、足三里、内庭 。

配穴：寒湿内盛型配阴陵泉、脾俞；湿热伤中型配曲池、下巨虚；食滞胃肠型配下脘、梁门；脾胃虚弱型配脾俞、足三里；肝气乘脾型配期门、太冲；肾阳虚衰型配肾俞、命门。单纯水样便可配关元、下巨虚。

3. 操作

雷火点灸：选择温度适宜通风的房间。患者选取舒适体位，充分暴露穴位处，取雷火灸艾条点燃，在穴位上方 2~3cm 处进行灸治，每次灸 10~15 分钟。可根据病情需要加灸时间，以不超过 30 分钟为度。每日 1 次，7 次为一疗程。灸至皮肤温热发红，有微微烫感甚佳。

腹部九宫格灸：患者取仰卧位，充分暴露施灸部位，穴位周围探寻病灶筋结点，并进行标记，揉切筋结点判断其大小及活动度，对准施灸部位，在距离皮肤 2~3cm 处进行熏烤和温熨，向左右方向移动或反复旋转施灸，以患者局部有麻痛感和灼痛感为宜，不可令皮肤灼痛。一般灸 10~15 分钟，灸至施灸穴位出现红晕为度。

【按语】

1. 腹泻严重致脱水的患者应及时就医。

2. 注意饮食卫生，宜食清淡之品，忌食生冷、辛辣、油腻之品。

3. 灸疗期间，宜多饮温开水。

4. 保持室内通风，少去公共场所。

第七节　便秘

便秘是指大便在肠内滞留过久，秘结不通，排便周期或时间延长；或排便困难虽有便意而艰涩不畅为主症的病证。中医文献中称便秘为"大便难""脾约""燥结""秘结"等。

【病因病机】

便秘的发生常与饮食不节、情志失调和年老体虚等因素有关。本病病位在大肠，与脾、胃、肺、肝、肾等脏腑有关。基本病机是大肠传导不利，各种因素使肠腑壅塞不通或肠道失于滋润及糟粕内停，均可导致便秘。肠胃积热，素体阳盛，或热病之后，余热留恋，或肺热肺燥，下移大肠，或饮食不节致肠胃积热，耗伤津液，肠道干涩失润，粪质干燥，难于排出，形成热秘；因忧愁思虑致脾伤气结，或抑郁恼怒、肝郁气滞，或久坐少动，气机不利，致腑气郁滞，通降失常，传导失职，糟粕内停，不得下行而成气秘；恣食生冷，凝滞胃肠，或外感寒邪，直中肠胃，均可导致阴寒内盛，凝滞胃肠，传导失常，糟粕不行，而成冷秘。

【辨证】

大便秘结不通，排便艰涩难解为主症。灸疗主要用于以下几型。

热秘：大便干结，腹胀，口干口臭，尿赤。舌红，苔黄燥，脉滑数。

气秘：欲便不得，腹中胀痛，嗳气频作，胸胁胀满。舌淡红，苔薄腻，脉弦。

冷秘：大便艰涩，排出困难，腹中冷痛，面色㿠白，四肢不温，小便清长。舌淡，苔白，脉沉迟。

【治疗】

1.治法

调肠通便。

2.取穴

主穴：天枢、大肠俞、上巨虚、支沟、照海。

配穴：热秘加合谷、曲池；气秘加中脘、太冲；冷秘加神阙、关元。

3.操作

雀啄点灸：选择室温合适的房间。患者取舒适体位，充分暴露施灸部位。在患者身上探寻病灶，寻找其筋结点，然后进行标记。揉切筋结点，判断其大小及活动度。医者左手（押手）中、食指分张置于施灸部位，右手手持筋膜灸条，将筋膜灸条的一端点燃，对准施灸的部位，在距离皮肤 2~3cm 处进行熏烤和温熨，以患者局部稍有刺胀灼痛感为宜。施灸时，如鸟雀啄食状使艾条反复一起一落，一上一下，对准筋结点进行施灸。每分钟重复约 10 次，一般每穴灸 15~30 分钟。患者感疼痛时，医者可用押手轻抚施灸部位，并继续施灸。

腹部九宫格灸：患者取仰卧位，充分暴露施灸部位，穴位周围探寻病灶筋结点，并进行标记，揉切筋结点判断其大小及活动度，对准施灸部位，在距离皮肤 2~3cm 处进行熏烤和温熨，向左右方向移动或反复旋转施灸，以患者局部有麻痛感和灼痛感为宜，不可令皮肤灼痛。一般灸 10~15 分钟，灸至施灸穴位出现红晕为度。

【按语】

1.嘱患者灸疗后避风寒，饮温水，避免饮食生冷、辛辣刺激。

2.患者应养成定时排便的习惯，专心排便，不可一次努挣过久。

3. 多食用新鲜蔬菜、水果，特别是粗纤维果蔬，如芹菜、苹果、菠萝等。

第八节　功能性消化不良

功能性消化不良又名非溃疡性消化不良，是指反复或持续胃脘部胀满或疼痛，尤其是餐后加重，并有早饱、恶心、呕吐、嗳气、食欲不振等上腹部不适症状为主的疾病。中医无功能性消化不良病名，根据临床症状的不同，中医学将其归属于"痞满""胃脘痛""胃缓""呕吐""嘈杂"等范畴。

【病因病机】

功能性消化不良的病因多与饮食不节、情志失调、中气虚弱、湿热外感等有关。基本病机为本虚标实，虚实夹杂，脾虚为本，气滞、湿阻、胃络瘀滞等为标，以中焦脾胃气机失常是本病发病的中心环节，贯穿疾病始终。

【辨证】

本病以反复或持续胃脘部胀满或疼痛，餐后加重为主症。灸疗主要用于以下几型。

湿热壅滞型：身重困倦，食少纳呆，大便黏滞不爽，小便黄赤，嗳气或恶心欲吐。舌红，苔黄腻，脉滑数。

脾虚气滞型：疲乏无力，面色无华或㿠白，食欲不振，食后加重，大便稀溏。舌淡苔白，脉沉细。

肝郁气滞型：胃脘部攻窜作痛，每遇情志刺激加重，不思饮食，善太息，精神抑郁。舌苔薄白，脉弦。

肝胃郁热型：胃脘部灼热，嘈杂泛酸，口干口苦，烦躁易怒，便秘。舌红苔黄，脉弦数。

【治疗】

1. 治法

健脾和胃，消痞除胀。

2. 取穴

主穴：天枢、中脘、上巨虚、足三里。

配穴：湿热壅滞型配阴陵泉、曲池；脾虚气滞型配脾俞、公孙；肝郁气滞型配太冲、期门；肝胃郁热型配行间、内庭。

3. 操作

雀啄点灸：选择室温合适的房间。患者取舒适体位，充分暴露施灸部位。在患者身上探寻病灶，寻找其筋结点，然后进行标记。揉切筋结点，判断其大小及活动度。医者左手（押手）中、食指分张置于施灸部位，右手手持筋膜灸条，将筋膜灸条的一端点燃，对准施灸的部位，在距离皮肤 2~3cm 处进行熏烤和温熨，以患者局部稍有刺胀灼痛感为宜。施灸时，如鸟雀啄食状使艾条反复一起一落，一上一下，对准筋结点进行施灸。每分钟重复约 10 次，一般每穴灸15~30 分钟。患者感疼痛时，医者可用押手轻抚施灸部位，并继续施灸。

雷火点灸：患者取仰卧位，充分暴露施灸部位。先在患者身上探寻病灶部分的筋结点，进行标记。然后对此筋结点进行揉切，判断其大小及活动度。医者左手（压手）中、食指分张置于施灸部位两侧，右手持一端点燃的筋膜灸条，对准施灸部位，在距离皮肤 2~3cm 处进行熏烤和温熨，灸至皮肤温热并出现热量向四周或身体内部渗透为度，不可令皮肤灼痛。灸毕，缓慢移至下一筋结点施灸，如此依次施灸诸个筋结点，操作同前，直至所标筋结点施灸完毕。

【按语】

1.患者饮食应当定时、定量，少食多餐为宜，进食软食、易消化的食品，忌食辛辣肥腻冷硬食物，避免引起胃部不适。

2.注意胃部保暖，避免将腹部受凉，胃脘冷痛的患者可常行局部热敷。

3.避免服用水杨酸类、苯胺类、吡唑酮类及其他抗炎有机酸等直接刺激和损伤胃黏膜的药物，同时还因戒烟、戒酒。

第九节　肠易激综合征

肠易激综合征是一种以腹痛或腹部不适、伴有排便习惯改变为特征而无器质性病变的常见功能性肠病。临床表现为持续存在或间歇发作的排便习惯改变（腹泻或便秘）、粪便性状异常（稀便或黏液便等）、腹痛及腹胀等，其中以腹泻最为多见。患者以中青年居多，男女比例约为 1 : 2。肠易激综合征属于中医学"泄泻""便秘""腹胀"等范畴。

【病因病机】

本病的发生常与思虑劳倦、饮食不节及外邪侵袭肠道等因素密切相关。本病病位在肠，与肝、脾关系密切，病久及肾。病机特点为肝脾不调，肠道功能失常。

【辨证】

本病以反复或交替出现的腹泻、便秘，伴有腹胀、腹痛及大便性状异常为主症。灸疗主要用于以下几型。

脾虚湿盛型：腹痛隐隐，大便溏泄，劳累或受凉后发作或加重，神疲纳呆，四肢倦怠。舌淡有齿痕，苔白腻，脉虚弱。

肝郁脾虚型：腹痛即泻，泻后痛减，发作多与情绪有关，平素急躁易怒，善太息，或两胁胀满。舌淡胖有齿痕，脉弦细。

脾肾阳虚型：晨起腹痛即泻，腹部冷痛，得温痛减，腰膝酸软，纳差。舌淡，苔白滑，脉沉细。

脾胃湿热型：腹痛泄泻，泄下急迫或不爽，肛门灼热，烦渴欲饮，口干口苦。舌红，苔黄腻，脉滑数。

肝郁气滞型：大便干结，腹痛腹胀，遇情志不舒时加重，善太息，嗳气频作。舌淡红，苔薄白或黄，脉弦。

肠道燥热型：大便秘结难下，少腹胀痛，口干口臭。舌红，苔黄燥少津，脉数。

【治疗】

1. 治法

行气通腑，调和肝脾。

2. 取穴

主穴：天枢、大肠俞、上巨虚、足三里。

配穴：脾虚湿盛型配脾俞、章门；肝郁脾虚型配太冲、期门、公孙；脾肾阳虚型配肾俞、神阙、关元；脾胃湿热型配内庭、曲池；肝郁气滞型配肝俞、行间；肠道湿热型配合谷、曲池。腹胀明显配中脘、内关；腹泻明显配关元、神阙；便秘明显配支沟、照海；情绪不稳定配印堂、神庭、神门。

3. 操作

雀啄点灸：选择室温合适的房间。患者取舒适体位，充分暴露施灸部位。在患者身上探寻病灶，寻找其筋结点，然后进行标记。揉切筋结点，判断其大小及活动度。医者左手（押手）中、食指分张置于施灸部位，右手手持筋膜灸条，将筋膜灸条的一端点燃，对准施灸的部位，在距离皮肤 2~3cm 处进行熏烤和温熨，以患者局部稍有刺胀灼痛感为宜。施灸时，如鸟雀啄食状使艾条反复一起一落，一上一下，对准筋结点进行施灸。每分钟重复约 10 次，一般每穴灸 15~30 分钟。患者感疼痛时，医者可用押手轻抚施灸部位，并继续施灸。

雷火点灸：患者取仰卧位，充分暴露施灸部位。先在患者身上探寻病灶部分的筋结点，进行标记。然后对此筋结点进行揉切，判断其大小及活动度。医者左手（压手）中、食指分张置于施灸部位两侧，右手持一端点燃的筋膜灸条，对准施灸部位，在距离皮肤 2~3cm 处进行熏烤和温熨，以灸至皮肤温热并出现热量向四周或身体内部渗透为度，不可令皮肤灼痛。灸毕，缓慢移至下一筋结点施灸，如此依次施灸诸个筋结点，操作同前，直至所标筋结点施灸完毕。

【按语】

1. 筋膜灸对肠易激综合征具有经济便宜、不良反应少的优点，可明显缓解症状。病情较重者，应结合中药或西药治疗。

2. 对初次施灸或病情较重的患者，应有针对性地选择辅助检查，排除器质性病变。

3. 平时应注意生活及饮食规律，忌食辛辣刺激食物，调畅情志，适当运动锻炼。

第十节　痛经

痛经是指妇女在月经期或月经期前后出现小腹冷痛，或痛引腰骶，甚者剧痛难忍的病证，属于中医脏腑病症范畴，多发于青年妇女。检查可见经期或行经前后小腹疼痛，疼痛可放射到胁肋、乳房、腰骶部、股内侧、阴道或肛门等处。一般于经期来潮前数小时即已感到疼痛，成为月经来潮之先兆，甚者疼痛难忍，面青肢冷，呕吐汗出，周身无力，甚至出现晕厥。

【病因病机】

临床表现有虚实之分，实证痛经多由情志不调，郁怒伤肝，肝气郁结，经血阻滞于胞宫；或经期受寒饮冷，坐卧湿地，冒雨涉水，寒湿客于胞宫为主要病机。虚证痛经多由脾胃虚弱，或大病久病，气血虚弱；或禀赋素虚，肝肾不足，精血亏虚，以致冲任不足，胞脉失养为主要病机。

【辨证】

1. 实证

经行不畅，少腹疼痛拒按，多在经前或经期疼痛剧烈，经色紫红或紫黑，有血块，下血块后疼痛缓解。

气滞血瘀型：经前伴有乳房胀痛。舌有瘀斑，脉细弦。

寒邪凝滞型：伴有腹痛，有冷感，得温热疼痛可缓解，月经量少、色紫黑有块，畏寒肢冷。苔白腻，脉沉紧。

2. 虚证

腹痛多在经后，小腹绵绵作痛，少腹柔软喜按，月经色淡、量少。

气血不足型：兼见面色苍白或萎黄，倦怠无力，头晕眼花，心悸。舌淡，舌体胖大边有齿痕，脉细弱。

肝肾不足型：兼见腰膝酸软，夜寐不宁，头晕耳鸣，目糊。舌红苔少，脉细。

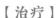

【治疗】

1.实证

（1）治法

行气活血，散寒止痛。

（2）取穴

主穴：三阴交、中极、次髎、地机、中脘、梁门、水道、天枢、关元。

配穴：气滞血瘀型配太冲、阳陵泉；寒邪凝滞型配归来。

2.虚证

（1）治法

调补气血，温养冲任。以任脉、足太阴、足阳明经穴为主。

（2）取穴

主穴：关元、三阴交、足三里、气海、中脘、梁门、水道、天枢、关元。

配穴：气血亏虚型配脾俞、胃俞；肝肾不足型配太溪、肝俞、肾俞。

3.操作

雷火点灸：患者取仰卧位，充分暴露施灸部位。先在患者身上探寻病灶部分的筋结点，进行标记。然后对此筋结点进行揉切，判断其大小及活动度。医者左手（压手）中、食指分张置于施灸部位两侧，右手持一端点燃的筋膜灸条，对准施灸部位，在距离皮肤 2~3cm 处进行熏烤和温熨，以灸至皮肤温热并出现热量向四周或身体内部渗透为度，不可令皮肤灼痛。灸毕，缓慢移至下一筋结点施灸，如此依次施灸诸个筋结点，操作同前，直至所标筋结点施灸完毕。

腹部九宫格灸：患者取仰卧位，充分暴露施灸部位，以神阙穴为中心，上方取中脘穴，双侧取梁门穴、水道穴、天枢穴，下方取关元穴，在以上 9 穴周围探寻病灶筋结点，并进行标记，揉切筋结点判断其大小及活动度。医者左手（押手）中、食指分张置于施灸部位两侧，右手持一端点燃的筋膜灸条，对准施灸部位，在距离皮肤 2~3cm 处进行熏烤和温熨，向左右方向移动或反复旋转施灸，以患者局部有麻痛感和灼痛感为宜，不可令皮肤灼痛。一般灸 10~15 分钟，灸至施灸穴位出现红晕为度。灸毕，缓慢移至下一筋结点施灸，如此依次施灸诸个筋结点的操作同前，直至所标筋结点施灸完毕。在操作过程中要注意观察筋膜灸条燃烧情况，及时刮除燃尽的艾灰，以防艾灰掉落烫伤患者。

年轮肚脐面灸：患者取仰卧位，并充分暴露施灸部位，以神阙穴为中心，向周围 3cm 处探寻病灶筋结点，并标记。揉切筋结点，判断其大小及活动度。医者左手（押手）中、食指分张置于施灸部位两侧，右手持一端点燃的筋膜灸条，对准施灸部位神阙穴，在距离皮肤 2~3cm 处进行熏烤，以灸至皮肤温热并出现热量向四周或身体内部渗透为度，不可令皮肤灼痛。灸毕，缓慢移至下一筋结点施灸，如此逐点施灸，方法同前，直至所标筋结点施灸完毕。在操作过程中要注意及时刮除燃尽的艾灰。

十字灸：患者取仰卧位，充分暴露施灸部位，先在患者身上探寻病灶部分的筋结点，进行标记。然后对这个筋结点进行揉切，判断其大小及活动度。其范围涵盖任脉上的筋结点以及横平肚脐水平线的筋结点，呈现"十"字形。医者左手（压手）中、食指分张置于施灸部位两侧，右手持一端点燃的筋膜灸条，对准施灸部位，在距离皮肤 2~3cm 处进行熏烤和温熨，以灸至皮肤温热并出现热量向四周或身体内部渗透为度，不可令皮肤灼痛。灸毕，缓慢移至下一筋结点施灸，如此依次施灸，直至所标筋结点施灸完毕。

【按语】

1. 筋膜灸对原发性痛经有显著疗效。治疗宜从经前 3~5 天开始，直到月经期末，连续治疗 2~3 个月经周期。一般连续治疗 2~4 个周期能基本痊愈。

2. 对继发性痛经，运用筋膜灸疗法减轻症状后，应及时确诊原发病变，施以相应治疗。

3. 经期应避免精神刺激和过度劳累，防止受凉或过食生冷。

第十一节　更年期综合征

更年期综合征，是指妇女出现绝经或月经紊乱、情绪不稳定、潮热汗出、失眠、心悸、头晕等病症，属于内分泌-神经功能失调导致的功能性疾病，多发于 45~55 岁之间的女性。

【病因病机】

肾气渐衰、精血不足、冲任亏虚为其本，而心肾不交、心火内扰、肝肾阴虚、肝阳亢盛、脾虚不运、脾肾阳虚等则为发病的主要病机。

【辨证】

绝经前后出现月经紊乱、情绪不宁、潮热汗出、心悸或头晕、失眠。

心肾不交型：心悸怔忡，失眠多梦，潮热汗出，五心烦热，情绪不稳，易喜易忧，腰膝酸软，头晕耳鸣。舌红、少苔，脉沉细而数。

肝肾阴虚型：头晕目眩，心烦易怒，潮热汗出，五心烦热，胸闷胁胀，腰膝酸软，口干舌燥，尿少，便秘。舌红、少苔，脉沉弦细。

脾肾阳虚型：头昏脑涨，忧郁善忘，脘腹满闷，嗳气吞酸，呕恶食少，神疲倦怠，腰酸肢冷，肢体浮肿，大便稀溏。舌胖大、苔白滑，脉沉细弱。

【治疗】

1. 治法

益肾宁心，调和冲任，疏肝健脾，畅达情志。

2. 取穴

主穴：关元、梁门、水道、天枢。

配穴：心肾不交型加心俞、神门、劳宫、内关；肝肾阴虚型加风池、太冲、涌泉；脾肾阳虚型加气海、脾俞、足三里。

3. 操作

腹部九宫格灸：患者取仰卧位，并充分暴露施灸部位。以神阙穴为中心，上方取中脘穴，双侧取梁门穴、水道穴、天枢穴，下方取关元穴，在以上9穴周围探寻病灶筋结点，并进行标记，揉切筋结点判断其大小及活动度。医者左手（押手）中、食指分张置于施灸部位两侧，右手持一端点燃的筋膜灸条，对准施灸部位，在距离皮肤2~3cm处进行熏烤和温熨，向左右方向移动或反复旋转施灸，以患者局部有麻痛感和灼痛感为宜，不可令皮肤灼痛。一般灸10~15分钟，灸至施灸穴位出现红晕为度。灸毕，缓慢移至下一筋结点施灸，如此依次施灸，诸个筋结点的操作同前，直至所标筋结点施灸完毕。

年轮肚脐面灸：患者取仰卧位，并充分暴露施灸部位，以神阙穴为中心，向周围3cm处探寻病灶筋结点，并标记。揉切筋结点，判断其大小及活动度。医者左手（押手）中、食指分张置于施灸部位两侧，右手持一端点燃的筋膜灸条，对准施灸部位神阙穴，在距离皮肤2~3cm处进行熏烤，灸至皮肤温热并出现热量向四周或身体内部渗透为度，不可令皮肤灼痛。灸毕，缓慢移至下一筋结点施灸，如此逐点施灸，方法同前，直至所标筋结点施灸完毕。

【按语】

1. 筋膜灸对本病效果良好，但治疗时应对病人加以精神安慰，畅达其情志，使病人乐观、开朗，避免忧郁、焦虑、急躁情绪。

2. 劳逸结合，保证充足的睡眠，注意锻炼身体，多进行室外活动，如散步、打太极拳、观花鸟鱼虫等。

3. 以食疗辅助能提高疗效。如伴有高血压、阴虚火旺者，宜多吃芹菜、海带、银耳等。

第十二节　慢性前列腺炎

慢性前列腺炎，是指男性出现尿道滴白或遗液、尿频、尿急、尿道灼热，有时有排尿困难，性功能障碍（遗精、早泄、射精时疼痛，个别为阴茎异常勃起）等病症，属于泌尿生殖系统最常见的疾病。多发于 20~50 岁的男性。

【病因病机】

本病多由于房劳不节，忍精不泄或有手淫恶习，劳伤精气，日久肾阳亏损，命门火衰则不能蒸化，或嗜酒和过食肥甘致脾虚湿热内蕴，败精壅滞，腐宿凝阻溺窍，瘀久化腐而成。

【辨证】

排尿频繁、尿道口时有白色黏液溢出，有时排尿困难，严重者可有遗精、早泄、血精、下腹及阴囊部疼痛。常见以下两型。

脾肾虚弱型：症见尿频，尿白，大便不畅，伴有腰膝酸软，头晕失眠，气短体倦。脉多虚弱。

湿热蕴结型：症见解尿灼热涩痛，发热腰酸，下阴胀痛。脉多弦数。

【治疗】

1.治法

脾胃虚弱型以补肾益气、健脾化湿为主，湿热蕴结型以理气活血、清热化湿为主。

2.取穴

主穴：气海、关元、中极、会阴。

配穴：湿热蕴结型配三焦俞、委阳；脾肾虚弱型配脾俞。

3.操作

督脉灸：选择室温合适的房间。患者取俯卧位，充分暴露施灸部位，医者在督脉的脊柱段（上取大椎穴，下至腰俞穴），探寻病灶筋节点，标记、揉切筋节点，判断其大小及活动度。医者左手（押手）中指分张置于施灸部位两侧，右手持一端点燃的筋膜灸条，对准施灸部位，在距皮肤 2~3cm 处进行熏烤和温熨，以灸至皮肤温热并出现热量向四周或沿督脉走行为度，不可令皮肤有灼痛。灸毕，缓慢移至下一筋节点施灸。如此逐点施灸，方法同前，直至所标筋节点施灸完毕。在操作的过程中要注意观察筋膜灸条燃烧情况，及时刮除燃尽的艾灰，以防艾灰脱落烫伤患者。

十字灸：患者取仰卧位，充分暴露施灸部位，先在患者身上探寻病灶部分的筋结点，进行标记。然后对这个筋结点进行揉切，判断其大小及活动度。其范围涵盖任脉上的筋结点以及横平肚脐水平线的筋结点，呈现"十"字型。医者左手（压手）中、食指分张置于施灸部位两侧，右手持一端点燃的筋膜灸条，对准施灸部位，在距离皮肤 2~3cm 处进行熏烤和温熨，以灸至皮肤温热并出现热量向四周或身体内部渗透为度，不可令皮肤灼痛。灸毕，缓慢移至下一筋结点施灸，如此依次施灸，直至所标筋结点施灸完毕。

【按语】

1. 前列腺炎是一种较顽固的疾病，由于其病变部位特殊，药物治疗效果不显著，筋膜灸治疗本病有肯定的效果，但需要长期坚持治疗。

2. 在治疗过程中，应加强临床护理，注意防寒保暖，不吃刺激性食物，配合局部热敷改善症状。